NOUVELLES OBSERVATIONS SUR LA PHTHISIE PULMONAIRE,

PAR M. RAULIN,

MÉDECIN du Roi; de la Société Royale de Londres, &c. &c.

FAISANT suite de l'Ouvrage qu'il a publié sur cette Maladie.

Prix broch. 1 liv. 10 f.

A PARIS,

Chez MÉQUIGNON l'Aîné, Libraire, rue des Cordeliers, près des Écoles de Chirurgie.

M. DCC. LXXXIV.

OBSERVATIONS DE M. RAULIN, MÉDECIN DU ROI, SUR LA PHTHISIE PULMONAIRE,

FAISANT suite de l'Ouvrage qu'il a publié sur cette Maladie.

INTRODUCTION.

ON guérit enfin de la Phthisie pulmonaire, lorsqu'on a l'attention d'en distinguer le vrai caractere, lorsqu'elle n'est pas invétérée au point d'être devenue incurable, & lorsqu'on emploie des secours propres à remédier à ses différentes causes. On a désespéré, dans tous les tems, de cette maladie, parce qu'elle n'étoit pas assez connue pour qu'on pût prendre de justes indications sur les secours nécessaires pour y remédier. J'ai indiqué, dans mon Ouvrage, des moyens propres à acquérir ces connoissances. Si ce foible tableau pouvoit concourir à les développer ; ce seroit un avantage précieux pour l'humanité souffrante.

Depuis la publication de ce Livre, j'ai fait des observations propres à ébranler le joug du dangereux préjugé où l'on est sur son incurabilité. Les devoirs de mon état exigent que je les fasse connoître ; c'est dans cette vue que je publie les suivantes : tous les ans j'en donnerai une suite, & insensiblement on acquerra des lumieres & de la confiance ; on secondera la nature à propos pour en obtenir la guérison. On pourra même prévenir ce fléau de l'humanité, si l'on a le courage de s'en imposer à soi-même, & de pratiquer les moyens que j'ai indiqués dans mon Ouvrage.

Premiere Observation.

Phthisie pulmonaire, provenant d'un dérangement des secours périodiques.

Mademoiselle Bouin, âgée de vingt-cinq ans, demeurant sur la paroisse Saint Roch, même rue, étant née de parens très-sains, éprouva, vers la 23e. année de son âge, un dérangement de ses secours périodiques. Bientôt elle fut prise de douleurs fréquentes de tête & d'estomac, principalement après ſes repas, auxquelles ſuccéda une toux très-importune par ſa ſéchereſſe & ſa fréquence.

Après deux ans de ces infirmités, il lui ſurvint tout-à-coup, au mois de Février de l'année 1782, un crachement de ſang conſidérable, des douleurs de poitrine continuelles, & des quintes de toux d'une heure & d'une heure & demie ſans intervalle. Une fievre aiguë ſe déclara le lendemain du crachement de ſang; cette fievre dégénéra en fievre lente; il s'enſuivit dans le mois d'Avril ſuivant un crachement de pus non équivoque, & une maigreur conſidérable. Ses parens alarmés de ces derniers ſymptômes, qui caractériſoient une Phthiſie pulmonaire, m'appellerent à ſon ſecours. Je preſcrivis d'abord un régime de vie végétal, c'eſt-à-dire, de légumes potagers & de ſubſtances farineuſes. Je lui permis du poiſſon léger, des œufs frais, des fruits mûrs, fondans, & des compotes; je tolérois de tems en tems l'uſage d'un peu de viande blanche, ſeulement au dîner, lui interdiſant toutes ſortes de boiſſons fortes & de liqueurs ſpiritueuſes.

Comme la malade étoit d'un tempérament ſanguin, & que ſouvent ſes crachats étoient ſanguinolens, je lui faiſois tirer de tems en tems, maigré ſa maigreur, un peu de ſang, principalement quand je m'appercevois de quelque augmentation dans les exacerbations de la fievre, qui avoient lieu tous les jours. J'avois mis la malade à l'uſage d'une tiſane compoſée d'une décoction de dattes, de jujubes, & d'un peu de ſalſe-pareille, légérement émulſionnée avec des pignons doux, & édulcorée avec le ſirop d'Eryſimum. J'en ſubſtituai enſuite une, compoſée d'une légere décoction de mille-feuille & de verge d'or, dans laquelle on diſſolvoit par deux livres un demi-gros de mucilage de gomme adragan. J'avois fréquemment recours à quelque léger calmant, pour modérer la toux, & pour procurer pendant la nuit quelque moment de repos.

Outre ces ſecours, la malade prenoit deux bouillons par jour, le matin à jeun, & l'après-midi hors le tems de la digeſtion. Ces bouillons étoient compoſés de grenouilles, de pignons doux, de feuilles de pulmonaire, de ſommités, de ſanicle, de fleurs de pied-de-chat & de tuſſilage; on diſſolvoit dans chacun un ſcrupule de gomme arabique. Les ſecours périodiques ſe rétabliſſoient, mais les époques n'en étoient pas encore régulieres.

L'uſage de ces remedes avoit modéré les ſymptômes de la maladie, lorſque la force du préjugé en faveur du lait dans la pulmonie, fit préférer ce ſecours inſidieux à des remedes utiles. On obligea la malade, contre mon ſentiment, à faire uſage de celui d'âneſſe. Dans peu de jours la fievre devint plus conſidérable, & ſes exacerbations plus violentes ; les crachats reprenoient une mauvaiſe qualité, & il commençoit à ſe déclarer des ſueurs nocturnes colliquatives. On s'apperçut alors que le lait, ce prétendu ſpécifique, étoit pernicieux à la malade : heureuſement elle ne fut que la dupe de ce préjugé ; ſa prudence fit qu'elle n'en devint pas la victime. Elle abandonna promptement le lait, & reprit l'uſage de ſa tiſane ordinaire & des bouillons, qu'elle eut la conſtance de continuer pendant huit mois ſans interruption.

Comme le lait avoit rendu plus graves tous les ſymptômes de la maladie, & que les ſueurs nocturnes préſageoient une dangereuſe colliquation, j'oppoſai au progrès de ces ſymptômes alarmans, l'uſage d'un opiat tonique, déterſif, vulnéraire & anti-ſeptique, compoſé de conſerve de roſes, de gomme adragan, de camphre, de myrrhe, de benjoin, avec ſuffiſante quantité de ſirop balſamique de Tolu.

La malade continua ce remede pendant plus d'un mois. Sous quinze jours de cet uſage, tous les ſymptômes de la Phthiſie ſe modérerent, diminuerent, ceſſerent aſſez rapidement, & les regles ſe rétablirent dans l'ordre de la nature.

Dès que la fievre eut ceſſé, que les quintes de toux n'eurent plus lieu, & que les crachats ne parurent plus purulens, je mis la malade à l'uſage du lait de vache, qui rétablit totalement ſa ſanté & l'embonpoint dont elle jouiſſoit avant ſa maladie.

Remarques ſur cette Obſervation.

Une cacochymie déja établie ne pouvoit que rendre irréguliers les ſecours périodiques de la malade; ceux-ci tendant à leur ſuppreſſion, ou étant ſupprimés, formerent dans la ſubſtance des poumons des engorgemens ſanguins, qui devinrent phlogiſtiques; il en ſurvint une rupture de vaiſſeaux, qui fut ſuivie d'inflammation, de fievre aiguë, & d'une ſuppuration qui donna lieu à une fievre lente, &, par une ſuite ordinaire, à tous les ſymptômes d'une pulmonie très-caractériſée.

Il eſt d'une obſervation conſtante que, lorſque la Phthiſie pulmonaire eſt occaſionnée par le dérangement, ou la ſuppreſſion des ſecours périodiques, elle guérit lorſque ceux-ci ſe rétabliſſent dans l'ordre de la nature. On a obſervé auſſi que, lorſque ces évacuations ſe dérangent, ou ſe ſuppriment par un effet de la Phthiſie, il eſt très-rare qu'on obtienne la guériſon de celle-ci ; ce qui cependant n'eſt pas ſans exemple. La malade de cette obſervation a été dans le premier cas. C'eſt par une conſtance exemplaire de perſévérance dans l'uſage des remedes, par l'attention qu'on a eue de défendre & de garantir la maſſe du ſang de la contagion du pus des ulcères, & par d'autres moyens employés à propos, & variés ſelon les différentes indications, que Mademoiſelle Bouin eſt parvenue à obtenir la guériſon d'une maladie qui la menaçoit d'une fin funeſte.

Seconde Observation.

Phthiſie pulmonaire à la ſuite d'une fluxion de poitrine.

Madame de Priel, âgée d'environ 24 ans,

fille de M. de Montigni, Lieutenant-Général de Police de Chauny en Picardie, fut prise, au commencement de l'année 1779, d'une fluxion de poitrine, avec une toux violente, crachement de sang, fievre, &c. Cette maladie se modéra par l'usage des secours ordinaires; mais il en resta une douleur de poitrine, une toux séche & une espece de fievre lente, qui durerent près de deux mois, avec difficulté de respirer. Après six mois de ces incommodités, il survint un rhume de cerveau, communément appellé *fonte d'humeurs.* Ce rhume subsistoit encore, lorsque Madame se donna un coup à la tête; on la saigna; dès que la saignée fut faite, il ne fut plus question de rhume de cerveau; tout porta à la poitrine, qui depuis ce tems-là avoit toujours été affectée, & Madame crachoit du sang de tems en tems.

Tous les symptômes de cette maladie augmenterent dans le mois de Juillet de l'année 1782; les embarras de la poitrine devinrent si considérables, qu'au moindre mouvement il survenoit des quintes violentes; les crachats augmenterent en quantité, & ils dégénéroient en qualité. La malade avoit toujours ressenti une douleur à la poitrine, au-dessus du sein droit; cette douleur faisoit tous les jours des progrès; elle vint enfin jusqu'à s'étendre dans toute la capacité du thorax, au point que Madame étoit très-gênée pour remuer les bras; il lui survint des vomissemens fréquens; la maigreur étoit considérable, & faisoit des progrès sensibles.

Madame de Priel m'appella à son secours, au commencement du mois de Janvier 1783. Elle étoit logée chez M. *Lecouvreur de Saint-Pierre*, son parent, Correcteur des comptes, rue Percée Saint-André-des-Arcs. Elle me remit un mémoire sur sa maladie, qu'elle avoit préparé d'après des instructions prises dans mon ouvrage sur la Phthisie pulmonaire, pour ne rien omettre de ce qui pourroit donner lieu à en distinguer les causes, & en connoître la nature.

A ma premiere visite, j'eus lieu de reconnoître que Madame de Priel étoit affligée de tous les symptômes annoncés dans son mémoire, qui établissoient des signes essentiels d'une Phthisie pulmonaire déja avancée dans le second degré. Elle avoit une fievre lente, avec des exacerbations quotidiennes & un engorgement sensible au petit lobe du foie, d'où provenoient ſans doute les vomiſſemens ; les crachats avoient toutes les qualités d'un pus fétide.

Madame de Priel étoit d'ailleurs dans une poſition affligeante ; elle avoit des ſujets de chagrin, qui ne pouvoient qu'affecter violemment une ame ſenſible. D'ailleurs, il exiſtoit encore ſous ſes yeux un frere mourant d'une Phthiſie pulmonaire, négligée ou mal traitée, qui lui préſentoit continuellement un hideux tableau des maux dont elle étoit menacée, & de l'horreur d'une mort prochaine.

Ma premiere attention fut de raſſurer la malade ſur les événemens de ſa maladie, dont l'idée l'accabloit déja d'une triſteſſe mortelle. Je lui preſcrivis un régime de vie convenable à ſon état, & des exercices modérés. Je la mis à l'uſage d'une tiſane, compoſée d'une légere décoction de plantes émollientes, déterſives & légérement apéritives, dans laquelle on diſſolvoit, par chaque deux livres, un demi-gros de mucilage de gomme adragan, & de bouillons de grenouilles, qu'elle a continués pendant plus de ſix mois, à deux par jour, un le matin & l'autre le ſoir. On ajoutoit à ces bouillons, des racines de chicorée ſauvage, de bugloſe & de polypode de chêne; on y faiſoit infuſer des feuilles de poirée, de verge d'or & de creſſon de fontaine; on étendoit dans chaque bouillon une cuillerée à bouche de ſirop balſamique de Tolu.

Madame uſoit fréquemment, pendant le jour & la nuit, d'un looc, composé de ſirops de coquelicot, d'althæa de Fernel, de violettes, à la doſe de deux onces chacun, qu'on étendoit dans huit ou neuf onces d'infuſion de ſommités fleuries de millepertuis; on y diſſolvoit un gros de gomme arabique. Elle prenoit des pilules compoſées de trois grains de myrrhe, de trois grains de pilules de cynogloſſe & de deux grains de camphre, pour une priſe; on formoit les pilules avec le ſirop de tuſſilage. Je donnois ces pilules dans le deſſein de modérer la toux & les inſomnies, & pour ſervir d'antiſeptiques & de vulnéraires; lorſque, malgré ces uſages, la toux & les inſomnies ne ſe modéroient pas, on augmentoit d'un grain la doſe des pilules de cynogloſſe. On avoit en même tems recours aux purgatifs les plus doux, lorſque les indications l'exigeoient.

Outre ces remedes, Madame faiſoit un uſage

fréquent d'un ſirop, compoſé d'une décoction de marrube blanc, de mouſſe de chêne, de lierre terreſtre, de baume du Canada, avec le ſucre roſat; elle en prenoit à la doſe, chaque fois, d'une cuillerée à café, en forme de looc.

Madame de Priel, qui depuis quelque tems étoit retournée dans ſa patrie, m'écrivit le 21 Juin de l'année 1783, qu'elle étoit parfaitement guérie de ſa cruelle maladie, par le ſecours des remedes que je lui avois preſcrits. Elle me fit un narré fidele de ſa ſituation, qui ne laiſſoit pas de doute ſur ſa parfaite guériſon; depuis ce tems-là elle jouit de la ſanté la plus parfaite.

D'après cette lettre, n'ayant d'autre vue que le bien de l'humanité, je la priai de me permettre de publier une obſervation ſur ſa maladie, en me réſervant de ne pas la nommer. Non-ſeulement Madame de Priel y conſentit, mais elle a exigé que je la nommaſſe, elle & ſes parens; qu'elle en étoit d'accord avec eux; qu'ils deſiroient tous de concourir à diſſiper le préjugé où l'on eſt généralement que la Phthiſie pulmonaire eſt incurable.

Remarques ſur cette Obſervation.

La Phthiſie pulmonaire de Madame de Priel

a été une ſuite de la fluxion de poitrine qu'elle eſſuya au commencement de l'année 1779 ; ſes poumons reſterent affectés de cette maladie, qui n'avoit pas été jugée, ou parfaitement guérie ; ce qui étoit évidemment démontré par les ſymptômes qui en ſont réſultés, & dont Madame auroit été la victime, ſi elle avoit tardé plus long-tems à y remédier.

La métaſtaſe auſſi ſurprenante que prompte & ſubite de l'humeur catarreuſe, dans la ſubſtance pulmonaire, à l'occaſion d'une ſaignée au bras, pouvoit donner lieu à autoriſer le préjugé du peuple qui eſt obſtiné dans l'idée ou l'opinion qu'on ne ſaigne pas dans le rhume. On ne ſaigne pas, il eſt vrai, dans cette maladie, lorſque les poumons ſont uſés, affoiblis, lorſque ſes vaiſſeaux, ſes bronches, ſes véſicules, ou ſon tiſſu cellulaire, ſont débilités, affaiſſés ou menacés d'atonie ; la ſaignée, dans ces différens états, pourroit être dangereuſe. On doit au contraire ſaigner dans le rhume, lorſqu'il ſe préſente des ſignes qui indiquent une pléthore ſanguine, de l'efferveſcence dans le ſang, & lorſque le ton des parties membraneuſes eſt rehauſſé au point de mettre ce viſcere dans un état de phlogoſe :

la ſaignée alors eſt néceſſaire & indiſpenſable pour prévenir une inflammation gangreneuſe, ou bien des hémophthiſies qui conduiroient infailliblement à une Phthiſie pulmonaire.

Pour ce qui concerne cet accident chez la malade, il faut obſerver qu'elle étoit affligée d'un rhume de cerveau conſidérable, ou d'un coriſa. Déja depuis long-tems le poumon étoit en ſouffrance, & les oſcillations de ſes fibres membraneuſes dans l'irrégularité; la ſaignée ſans doute étoit trop copieuſe pour le tempérament de la malade; elle fut ſuivie d'une foibleſſe; il ſe fit un prompt relâchement dans ce viſcere, qui donna lieu à la métaſtaſe de l'humeur catarreuſe dans ſa ſubſtance.

On ſait que la membrane pituitaire & ſes glandes, par leſquelles ſe font les écoulemens catarreux, ont des communications ſucceſſives avec les glandes de la gorge, les bronchiques & les cellules bronchiques; il n'en falloit pas davantage pour que l'humeur catarreuſe ſe portât ſur ces dernieres, lors de la débilité des poumons, qui fut occaſionnée par la ſaignée; les humeurs dévoyées ſe portent toujours vers les parties ou les viſceres qui leur oppoſent le moins de réſiſtance. Si dans ce cas la ſaignée a été nuiſible à Madame de Priel, on a dû en attribuer la cauſe à ce qu'elle a été faite mal-à-propos. Cet accident ne doit pas autoriſer le préjugé où l'on eſt qu'on ne ſaigne pas dans les rhumes ; mais il eſt très-propre à inſinuer qu'il eſt très-dangereux, dans de telles circonſtances, de donner au haſard une confiance peu méritée.

Les ſollicitudes continuelles, les chagrins violens auxquels étoit expoſée la malade, le tableau effrayant de l'état de ſon frere, ne devoient pas peu contribuer au progrès de ſa maladie, & à rendre moins efficaces les remedes qui lui étoient propres ; cependant ils ont ſecondé la nature aſſez à propos pour en obtenir la guériſon. On doit principalement l'attribuer à ſa conſtance & à ſa perſévérance dans leur uſage, conditions toujours néceſſaires pour obtenir des ſecours de l'art, les avantages qu'on a lieu d'en eſpérer, ſur-tout lorſque la Phthiſie pulmonaire n'eſt pas devenue incurable par ſa durée ou par ſes progrès,

TROISIEME OBSERVATION.

Sur la guérison d'une Phthisie pulmonaire, d'après les principes de M. Raulin, *par M.* Didier *l'aîné, de l'Académie Royale de Chirurgie, ancien Prévôt des Ecoles.*

Phthisie pulmonaire, provenant de la diminution de la suppuration d'une fistule.

Je fus appellé dans le mois d'Août de l'année 1783, pour une des femmes de Madame de la Popliniaire, âgée d'environ 30 ans. Elle m'exposa, en me faisant le détail de sa maladie, que depuis six mois elle étoit tourmentée, nuit & jour, d'une toux vive, fréquente & très-importune; que pendant tout ce tems elle avoit craché du sang à différentes reprises. Je lui trouvai une fievre lente, très-caractérisée, & une oppression continuelle; ses crachats, principalement ceux du matin, étoient du vrai pus, & elle tomboit dans le marasme; il n'en falloit pas davantage pour établir le vrai caractere d'une Phthisie pulmonaire, déja avancée dans le second degré.

Il étoit sensible que la cause de cette maladie consistoit dans la diminution de la suppuration d'une fistule à l'anus, qui depuis quelques années avoit

avoit été jugée incurable par des Maîtres de l'art. A peine la malade s'étoit apperçue que cette suppuration diminuoit, que la toux s'établit; les autres symptômes se succéderent si généralement & si promptement, qu'ils firent craindre pour les jours de la malade.

J'établis d'abord un large cautere, pour faire une diversion à l'humeur fistuleuse, pour prévenir les funestes effets dont la malade étoit menacée par cette métastase. J'entretins scrupuleusement la liberté du ventre; je plaçai des minoratifs selon que les indications l'exigeoient; je faisois prendre tous les soirs des calmans à petites doses; & je faisois faire usage, toujours selon les principes de M. Raulin, de boissons béchiques & déterfives; j'y joignis un régime de vie convenable au caractere de la maladie.

La maîtresse de la malade étant sur le point de partir pour sa campagne, avoit le dessein de la mener avec elle, pour lui faire prendre du lait. Elle me communiqua son projet; mais je lui représentai que d'après l'excellent Ouvrage de M. Raulin, sur la Phthisie pulmonaire, l'usage du lait ne pouvoit pas lui convenir dans la circonstance où elle étoit. On appella ce Médecin;

il profcrivit l'ufage du lait ; il ordonna une tifane faite avec des feuilles de lierre terreftre & de mille-feuille, édulcorée avec un firop pectoral, déterfif & vulnéraire, compofé d'une décoction de fommités fleuries de millepertuis, de marrube blanc, & la gomme arabique ; il y joignit l'ufage d'un opiat compofé felon la formule fuivante, pour prendre tous les foirs à la dofe de deux fcrupules.

Prenez de conferve de Rofes .	une once.
de Sagapenum . . .	trois gros.
de Myrrhe	deux fcrupules.
de Camphre	un demi-gros.
de Diagrede	un demi-gros.

Réduifez le tout, felon l'art, en confiftance d'opiat, avec fuffifante quantité de firop balfamique de Tolu, pour l'ufage prefcrit.

M. Raulin ordonna la continuation du régime de vie que j'avois déja établi d'après fes principes, & fur-tout l'ufage des calmans aux heures du fommeil. La malade a continué exactement ces remedes pendant cinq mois confécutifs ; fa fanté & fon embonpoint fe font tellement rétablis par ces feuls remedes, qu'il ne fubfifte plus de fymptômes de Phthifie pulmonaire.

Remarques sur cette Obſervation.

M. Didier fit très à propos la diverſion du pus de l'ulcere fiſtuleux, qui avoit déja affecté la ſubſtance du poumon. Les béchiques, les déterſifs, les vulnéraires, les antiſeptiques qu'il mit en uſage, étoient très-propres à déterger l'ulcere établi dans ce viſcere, & à garantir la maſſe du ſang de la contagion purulente, qui auroit décidé une corruption totale de ce précieux liquide, & rendu la maladie hors de la portée des ſecours de l'art. Comme de pareilles indications devoient avoir lieu juſqu'au déclin ou à la fin de la Phthiſie, il étoit eſſentiel de continuer pendant long-tems les mêmes uſages, & de les rendre plus efficaces, en ajoutant à la méthode curative qu'il avoit ſagement établie, d'autres remedes qui la rendiſſent plus énergique, tels que la tiſane, le ſirop & l'opiat, dont j'y ai joint la compoſition.

Quatrieme Observation.

Phthiſie pulmonaire, provenant d'un gros rhume.

M. l'Abbé Cache, Docteur de Sorbonne, Prêtre de S. Sulpice, Profeſſeur de Théologie au Séminaire de Lyon, âgé de 32 ans, d'une conſtitution délicate, & ſujet à de gros rhumes, en eſſuya un conſidérable dans le mois de Septembre de l'année derniere 1783; la toux étoit violente & convulſive. Il ſurvint un crachement de ſang qui dura deux ou trois jours; il ne parut pas être ſuivi de fievre. Peu de jours après, il en ſurvint un ſecond qui dura environ ſix jours. Il ſe manifeſta, pendant ce dernier, une fievre aſſez forte, qui ſe modéra dans peu de jours : elle prit alors un caractere de fievre lente, avec des exacerbations les après-midi. Il ſurvint en même tems une complication de fievre quarte, dont les paroxiſmes étoient réguliers. La toux continuoit d'être vive & fréquente, ſur-tout pendant la nuit; & les crachats étoient purulens, pour ne pas dire du vrai pus. Le malade avoit la reſpiration ſi courte, qu'il étoit obligé, pour ainſi dire, de prendre goutte à goutte les remedes les plus déſagréables. Un ſommeil très-laborieux rendoit ces ſymptômes encore plus graves; il s'établit des ſueurs nocturnes abondantes; elles l'étoient plus ſur la capacité du thorax, que dans le reſte du corps. La fievre quarte paroiſſoit diminuer, mais la toux ſubſiſtoit toujours la même, & la chute des cheveux commençoit à devenir ſenſible. Le Médecin de la maiſon annonça que la Pulmonie étoit bien déterminée ; on en conçut de juſtes alarmes.

On permit au malade de ſe rendre à Paris, comme il le ſouhaitoit depuis long-tems. Il y arriva le 15 du mois de Décembre dernier. Le voyage fut pénible, plein de déſagrémens, & très-contraire à ſa maladie.

Il deſcendit au Séminaire de S. Sulpice, dans l'état le plus déplorable. Les ſymptômes mentionnés ci-deſſus étoient devenus plus graves, la toux plus exceſſive, & les crachats avoient pris un plus mauvais caractere ; tout marquoit trop le dépériſſement du malade, pour ne pas déſeſpérer de ſa guériſon.

Dès le lendemain de l'arrivée de M. l'Abbé Cache, on m'appella à ſon ſecours. Je ne pus, après avoir entendu le détail ci-deſſus, & avoir examiné moi-même le malade, que prononcer un pronoſtic propre à juſtifier la crainte de ſes parens & de ſes amis. Cependant les ſecours de l'art ſeconderent la nature ſi à propos, que le malade en a obtenu une guériſon parfaite. M. le Supérieur du Séminaire de S. Sulpice & le malade l'ont atteſtée de leur ſignature, au bas de l'original, pour ſeconder le vœu de toute la maiſon.

Dès ma premiere viſite je réglai le régime de vie ; je ne permis que des ſubſtances farineuſes & des légumes potagers, des œufs frais à la coque, ou cuits à l'eau, des compotes de fruits doux & en parfaite maturité. Je lui interdis toutes ſortes de liqueurs ſpiritueuſes & de boiſſons fortes, excepté le chocolat à une demi-vanille. Je défendis expreſſément celui que l'on nomme mal-à-propos chocolat de ſanté, qui eſt beaucoup plus irritant, plus échauffant, que celui qu'on aromatiſe avec la vanille : celle-ci eſt douce, balſamique, vulnéraire, &c. au lieu que la canelle, dont on ſe ſert pour le chocolat prétendu de ſanté, eſt ſtyptique, tonique, âcre, irritante, & peu propre pour les perſonnes qui ont les nerfs irritables ; elle eſt principalement contraire aux Pulmoniques, & même à ceux qui ſont affligés de Phthiſies nerveuſes. J'ajoutai à ce régime des tiſanes béchiques & déterſives, dans leſquelles je faiſois diſſoudre du mucilage de gomme adragan, à la doſe d'un demi-gros par chaque deux livres. Tous les ſoirs il prenoit aux heures du ſommeil une demi-once de ſirop de carabé, dans une taſſe d'infuſion d'hyſope.

La toux étant devenue moins fréquente, moins vive, moins importune, je mis le malade à l'usage des bouillons de grenouilles, avec des pignons doux, des plantes vulnéraires & détersives, & quelques feuilles de cresson de fontaine en infusion. Il prenoit, immédiatement avant celui du matin, deux scrupules d'un opiat composé avec la conserve de roses, la myrrhe, l'extrait de rhubarbe, le baume de Tolu & le camphre, avec suffisante quantité de sirop de marrube.

Après un mois d'usage des bouillons, on les supprima, pour prendre tous les matins, par-dessus l'opiat, une livre d'eaux-bonnes. Pendant tous ces usages, je faisois prendre de tems en tems des minoratifs les plus doux, principalement lorsque l'extrait de rhubarbe, qui entroit dans l'opiat, ne tenoit pas constamment le ventre libre. C'est par le moyen de ces seuls remedes, que M. l'Abbé a rétabli parfaitement sa santé, & repris son embonpoint ordinaire.

Remarques sur cette Observation.

M. l'Abbé Cache, né avec des talens précoces, a employé tout son tems, depuis son adolescence, à des études forcées, qui l'ont mis bientôt en état d'occuper une chaire de Théologie, & d'y acquérir une réputation distinguée. Son émulation, son zele pour perfectionner ses Eleves, lui ont souvent fait confondre la nuit avec le jour. Cet abus ne pouvoit que porter sur son tempérament, & en altérer la délicatesse. Les glandes de la gorge & les poumons furent les premiers visceres affectés; ce qui se manifesta par une sputation fréquente, & par de gros rhumes qu'il éprouvoit assez souvent. Sa ferveur dans la chaire, pour instruire un nombreux auditoire, fatiguoit de plus en plus sa poitrine; il en survint enfin l'hémophthisie, qui a décidé la maladie qu'il vient d'essuyer.

M. l'Abbé Cache, dont la vie a toujours été réguliere, & faite pour servir d'exemple & de modele de vertu, avoit naturellement la masse du sang dans un état de perfection bien propre à seconder l'effet des remedes dont il a fait usage. C'est à cette disposition naturelle qu'il doit principalement sa guérison, & à sa satisfaction d'être venu dans la Capitale, où il espéroit trouver des secours utiles, quoique sa maladie fût parvenue à un période où il est très-rare qu'on en obtienne la guérison.

Non-ſeulement M. l'Abbé eſt totalement rétabli, mais encore il n'eſt plus ſujet à la ſputation fréquente & incommode qu'il éprouvoit depuis quelques années.

CINQUIEME OBSERVATION.

Phthiſie pulmonaire provenant d'une diſpoſition héréditaire, & décidée par une toux violente.

Madame de Laforeſt, âgée de 24 ans, logée dans le quartier de la Sorbonne, eſt née d'un tempérament très-délicat, & d'une mere qui eſt morte d'une Phthiſie pulmonaire; une de ſes tantes & une de ſes ſœurs ont eu le même ſort. Cette Dame a été ſujette, depuis ſon enfance, à des rhumes violens, qui lui duroient chaque fois deux & trois mois. A l'âge de ſeize ans elle éprouva des ſymptômes d'un aſthme humide, qui ſe ſoutiennent encore aujourd'hui. Elle étoit oppreſſée au moindre mouvement extraordinaire qu'elle faiſoit; elle expectoroit fréquemment des crachats glaireux, & principalement tous les jours à ſon réveil.

Madame ſe maria vers la fin de l'année 1781; elle accoucha au mois de Juin de l'année 1782.

Son asthme continuoit : au mois d'Octobre suivant elle éprouva un mal-aise général ; elle maigrit, & son teint devint jaune. Elle étoit dans cet état au commencement de Janvier 1783, lorsqu'il survint quelque signe de grossesse, qui cependant laissoit de l'incertitude sur sa situation, & donnoit des inquiétudes sur sa santé. La toux continuoit ; elle devint violente dès les premiers jours d'Avril ; elle étoit suivie d'une expectoration très-abondante, & d'un sifflement de poitrine très-incommode, symptômes d'un asthme confirmé, qui lui firent garder la chambre environ trois semaines. La même toux continua le reste de la grossesse ; mais elle étoit moins violente & moins fréquente. Elle accoucha heureusement le sept du mois d'Octobre suivant. La toux cessa dans l'intervalle de l'accouchement à la fievre de lait ; cependant la fievre ne fut pas considérable ; la peau resta séche ; il n'y eut presque pas de transpiration sensible. La toux reprit alors avec violence ; ses quintes fréquentes duroient jusqu'à deux heures & demie.

Madame de Laforest étoit dans un état violent, lorsque je fus appellé à son secours, au commencement du mois de Novembre 1783.

Je la trouvai avec une fievre très-caractérisée, & marquée principalement par des exacerbations quotidiennes. Les attaques de toux étoient très-fortes; elles commençoient souvent par des mouvemens convulsifs & des vomissemens; les crachats étoient sensiblement purulens; & le matin ils paroissoient être du vrai pus. Je fus cependant quelque tems en suspens sur la vraie qualité de ces crachats : j'ai souvent vu cracher du chyle en de pareilles circonstances; mais ceux de la malade prenoient de jour en jour un plus mauvais caractere. La fievre se soutenoit; il commençoit à s'établir des sueurs colliquatives, & la maigreur faisoit des progrès; ce qui levoit toute équivoque sur la qualité des crachats : je ne pus plus douter qu'ils ne fussent du vrai pus.

Dès ma premiere visite je m'apperçus de plusieurs indications qui exigeoient un usage modéré de purgatifs. Je la purgeai deux fois; j'observai trois jours d'intervalle d'une purgation à l'autre : la seconde, quoiqu'elle ne consistât qu'en un minoratif, fut suivie d'une espece de diarrhée. Je la laissai couler pendant huit jours, d'autant mieux que la malade rendoit une bile d'un assez mauvais caractere. Deux onces de ſirop magiſtral la firent ceſſer. Ces évacuations changerent la nature de la toux, modérerent la fievre, & tous les autres ſymptômes de la maladie devinrent moins violens & moins inſupportables ; cependant ils ne changeoient point de caractere.

Je m'occupai enſuite de la toux ; j'en modérai la violence par le moyen d'une émulſion, compoſée d'amandes douces, de pignons doux & de ſemence de pavot blanc, dans une infuſion de fleurs de bouillon blanc, dont la malade prenoit deux verres, un le ſoir, aux heures du ſommeil, & l'autre dans la nuit. On l'édulcoroit avec le ſirop de tuſſilage, & l'on y diſſolvoit un ſcrupule de gomme arabique. Lorſque cette émulſion ne ſuffiſoit pas pour remplir les indications qui exigeoient qu'on modérât ces ſymptômes, on y ajoutoit trois gros, & juſqu'à une demi-once de ſirop de diacode ou de carabé, uſage qu'on obſervoit exactement toutes les nuits, & qu'on a continué juſqu'à la guériſon de la Pulmonie.

La tiſane ordinaire étoit compoſée d'une légere décoction de jujubes, dans laquelle on faiſoit infuſer des feuilles de verge d'or, de pulmonaire, de millepertuis, & un demi-gros de mucilage de gomme adragan, par pinte, ou deux livres.

On ajoutoit à chaque prise de la tisane ordinaire, une cuillerée à café d'un sirop composé selon la formule suivante :

Prenez de Millepertuis,
de Germendrée,
de Pyrole,
d'Hysope,
de Lierre terrestre,
de Verge d'Or; de chaque, parties égales.
Mêlez, & faites-en deux livres de décoction dans l'eau commune; dissolvez-y
de Gomme Adragan,
de Myrrhe,
de Baume de Tolu, de chaque un demi-gros.
Faites-en, selon l'art, un sirop, avec suffisante quantité de sucre Rosat, pour en prendre une cuillerée à café, dans chaque verre de tisane, & de toute autre boisson.

Les secours périodiques ne s'étoient pas rétablis depuis la couche; on y suppléa par le moyen de l'application de sangsues à l'anus. La malade en éprouva un soulagement sensible. Le mois après, les évacuations ordinaires ne venoient pas encore; on appliqua les sangsues aux deux métatarses ou aux deux pieds; peu de momens après, les regles vinrent telles qu'on pouvoit le desirer ; depuis cet instant la nature a toujours resté vis-à-vis d'elle-même, concernant cette fonction.

Ces seuls remedes, le rétablissement des secours périodiques & l'usage des minoratifs placés à propos, ont fait disparoître la fievre lente, cesser la suppuration ; ils ont réduit la maladie au point qu'on ne doit aujourd'hui la considérer que comme un asthme qui est bien plus modéré qu'il ne l'étoit avant qu'il ne se manifestât des symptômes de suppuration & de Phthisie pulmonaire. La malade a repris son embonpoint, ses forces se sont rétablies, & ses fonctions naturelles sont dans leur activité ordinaire.

Remarques sur cette Observation.

La disposition héréditaire à la Pulmonie ne pouvoit qu'avoir rendu très-délicate la poitrine de Madame de Laforest. Les visceres de cette capacité étant fatigués de rhumes considérables, fréquens, & de toux violentes, étoient déja dans la disposition de contracter des ulceres & des tubercules, sources ordinaires de Phthisie & de suppuration. Il n'est donc pas surprenant que Madame ait été attaquée de cette redoutable maladie. Si j'ai ſuſpendu mon jugement ſur la ſuppuration des poumons, c'étoit parce que j'ai ſouvent obſervé, dans de pareilles circonſtances, des expectorations chyleuſes, qui en imitoient de purulentes. On ſait que la premiere dépuration du chyle ſe fait dans les poumons, que les pores de ce viſcere ſont dilatés plus que ceux de toute autre ſubſtance précordiale, & le chyle parvient ſans avoir changé de couleur. Il n'eſt pas ſurprenant qu'il s'échappe par ces voies, dans des momens, de violentes contractions, qu'il parvienne aux véſicules bronchiques, aux bronches, & qu'il ſoit rejeté par l'expectoration.

La fievre lente, & d'autres ſymptômes eſſentiels de Pulmonie, qui faiſoient des progrès ſenſibles, leverent toute équivoque, & mirent à découvert le vrai caractere de la maladie. J'employai des moyens propres à ſeconder la nature; le ſuccès a répondu à des vues que j'avois établies d'après de juſtes indications. J'ai donné, dans mon Ouvrage ſur cette maladie, des moyens propres à la prévenir & en garantir, quand on a lieu de craindre qu'elle ne provienne d'une ſource héréditaire.

L'aſthme, dont Madame de Laforeſt étoit incommodée depuis l'âge de 16 ans, ſubſiſte encore, quoiqu'avec des ſymptômes très-modérés. Cette indiſpoſition, indépendante de la Phthiſie pulmonaire, pourroit faire des progrès; elle exige des ſecours qui lui ſoient propres; il eſt indiſpenſable qu'elle en faſſe uſage, avec la même prudence, la même conſtance, & la même perſévérance qui lui ont obtenu la guériſon de la Pulmonie.

SIXIEME OBSERVATION.

Phthiſie pulmonaire, provenant de toux violente, d'hémophthiſie & de fleurs blanches.

Madame de Thevenin, veuve, réſidante au Château de Balier, près S. Menehould, province de Champagne, âgée de 25 ans, avoit joui, ſans interruption, d'une bonne ſanté juſqu'à ſon mariage & ſa premiere couche, qui eut lieu dans ſa dix-huitieme année. L'accouchement, dans la même année 1778, fut laborieux, mais il n'eut pas de ſuites facheuſes. Le jour de ſes relevailles elle fut ſaiſie tout-a-coup d'un chagrin violent, qui lui occaſionna une oppreſſion & une extinction de voix conſidérables, qui durerent cinq jours.

Deux

Deux ans s'écoulerent ensuite sans que Madame éprouvât d'incommodité remarquable. Il lui survint alors un rhume avec oppression, qui dura quinze jours. En 1782, dans le mois de Mai, elle fut prise d'une toux séche, très-fréquente & très-importune, avec crachement de sang en très-petite quantité, qui cependant dura quinze jours. La poitrine étoit douloureuse, la douleur & la toux durerent plus de deux mois; la toux devint humide, mais il ne paroissoit pas de purulence dans les crachats. Il survint quelque tems après une fievre double-tierce, qui dura trois mois, avec une toux violente, sans crachats, pendant le frisson & pendant le redoublement. Dès le commencement de la fievre, les regles se supprimérent, la suppression dura cinq mois, la fievre se changea en quarte, & resta telle pendant trois semaines. Madame avoit des fleurs-blanches. Lorsqu'elles couloient, les douleurs de poitrine & du dos étoient modérées; dès que l'évacuation diminuoit, ces douleurs devenoient plus considérables.

Quinze jours après la guérison de la fievre, il survint une hémophthisie, qui fut suivie de fievre & de crachats purulens, d'un mal-être général, d'un dégoût abſolu, & de douleurs de poitrine, plus inquiétantes que celles que Madame avoit éprouvées auparavant. Ces douleurs étoient continuelles, mais moins vives lorſque les fleurs-blanches étoient abondantes, que lorſqu'elles ne l'étoient pas : dans ce dernier cas, les douleurs ſe faiſoient reſſentir en même tems à la poitrine & au dos. Les ſecours périodiques s'étoient rétablis; depuis ce tems-là ils ont ſuivi conſtamment leurs périodes ordinaires.

Madame de Thévenin, alarmée de ſon état, vint à Paris, vers le milieu du mois de Janvier de cette année 1784. Elle logeoit rue des Prouvaires, à l'hôtel des Colonies. Elle m'appella le lendemain de ſon arrivée. Je la trouvai pâle, abattue, & d'une maigreur conſidérable; ſon teint étoit flétri; elle paroiſſoit dans la langueur; la fievre lente étoit très-caractériſée, de même que la purulence des crachats, qui étoient ſouvent ſanguinolens; les douleurs de poitrine & du dos étoient continuelles, & la toux vive, quinteuſe, & ſi fréquente, ſur-tout pendant la nuit, qu'elle cauſoit des inſomnies accablantes.

Quelque indication que l'on pût tirer de ces ſymptômes en faveur d'une ſaignée, je m'en abstins, par rapport à la débilité du pouls & à l'appauvrissement de la masse du sang. Je m'occupai d'abord du soin de modérer la toux & de procurer du sommeil, par le moyen d'émulsions légeres, avec les semences de courge, de pavot blanc, les pignons doux dans une infusion de cétérach ou d'oradille ; on l'édulcoroit avec une demi-once de sirop de diacode ; si l'émulsion ne paroissoit pas agréable au goût de la malade, on y ajoutoit du sucre rosat à volonté.

Cet usage, soutenu par des tisanes émollientes, délayantes & légérement détersives, avec des sébestes, des jujubes, des figues grasses, des raisins de Provence, & la gomme adragan, modéra en peu de tems les symptômes les plus violens & les plus incommodes. La malade prit ensuite deux bouillons par jour, l'un le matin à jeun, & l'autre l'après-midi, hors le tems de la digestion. Ils étoient composés de grenouilles, de mille-feuille, de pulmonaire, de fleurs de tussilage & de pied-de-chat ; on y jetoit, en ôtant le pot du feu, pour infuser seulement, quelques tiges de cresson de fontaine ; on dissolvoit dans chacun quinze grains de gomme arabique, & on y étendoit une cuillerée à bouche de sirop balſamique de Tolu. J'ai eu l'attention, pendant toute la maladie, de faire uſage de minoratifs & d'autres remedes, ſelon les indications priſes de la variation des ſymptômes.

Toutes les fois qu'il paroiſſoit du ſang avec les crachats, Madame prenoit du petit-lait à la place des bouillons, en continuant les autres remedes avec exactitude. Le ſang diſparoiſſoit d'abord des crachats, & on revenoit aux bouillons. Comme les fleurs-blanches menaçoient de ſe ſupprimer, & que les douleurs de la poitrine & celles du dos paroiſſoient faire des progrès, je fis ouvrir un cautere à la partie interne de la cuiſſe gauche, entre les muſcles, près du trajet des vaiſſeaux cruraux. Ce cautere ſuppura bientôt abondamment; les fleurs-blanches n'ont plus paru depuis cette ſuppuration abondante; &, malgré leur ſuppreſſion, les douleurs de la poitrine & du dos ont totalement ceſſé. Dès ce moment la malade s'eſt trouvée extrêmement ſoulagée; tous les ſymptômes de la Phthiſie ſe ſont diſſipés depuis inſenſiblement; il n'eſt plus queſtion de fievre, de crachement de pus, ni de ſang; la toux a totalement ceſſé, le teint eſt devenu naturel, le ſommeil eſt tranquille;

l'appétit & l'embonpoint se sont rétablis totalement; on peut même dire qu'ils sont meilleurs qu'ils ne l'étoient avant la maladie, de sorte que la malade jouit de la santé la plus parfaite : ce qu'elle vient encore de me confirmer par une Lettre écrite de sa main.

Remarques sur cette Observation.

L'oppression & l'extinction de voix, dont Madame de Thévenin fut saisie le jour de ses relevailles, par un chagrin violent dont elle fut affectée subitement, ont donné lieu au dérangement de sa santé. Il est rare que les affections nerveuses des femmes en couche, ne laissent pas après elles, quand elles sont violentes, des dérangemens dans les visceres, & des causes de maladie. Des rhumes violens, fréquens & de durée, ne pouvoient qu'altérer les visceres de la poitrine & ceux du bas-ventre. L'empâtement ou l'engorgement de ceux-ci établirent les principes des fievres intermittentes & de la suspension des secours périodiques : l'art remédia à ces accidens; la nature ouvrit les voies à l'évacuation des fleurs-blanches; ce fut un secours puissant pour prévenir les désordres qu'on avoit à craindre de la suppression des regles, qui se rétablirent enfin, & fonderent des espérances de guérison.

Malgré ce secours de la nature, les poumons restoient toujours délicats & irritables ; les rhumes se succédoient, la toux étoit violente ; il survint des crachemens de sang ; il s'ensuivit des inflammations, des ulcérations, & successivement tous les symptômes énoncés dans l'histoire de cette maladie.

La nature avoit suscité les fleurs-blanches ; les incommodités, ou les symptômes de la poitrine, se modéroient lorsqu'elles étoient abondantes ; & ils devenoient plus sensibles & plus graves, à mesure que l'évacuation diminuoit. N'étoit-ce pas une indication essentielle pour la seconder par les secours de l'art ? Ce fut dans ces vues que je fis établir un cautere à la cuisse : il suppura bientôt abondamment : cette suppuration a suppléé aux fleurs-blanches qui ont totalement cessé, & fait diversion des humeurs qui se portoient à la poitrine. Cette cause de la Phthisie pulmonaire étant totalement dissipée, les remedes calmans, les béchiques, les détersifs, les vulnéraires, les antiseptiques ont eu une action plus énergique sur les ulceres, & ont garanti la masse du sang de la contagion du pus, qui auroit opéré son entiere corruption. C'est par de tels moyens qu'on a secondé efficacement la nature, & qu'on a garanti la malade des funestes événemens dont elle étoit menacée.

Septieme Observation,

Communiquée par M. Carre, *Médecin très-estimé, de l'Hôpital de Tonnerre.*

Extrait de sa Lettre datée de Tonnerre, du mois d'Août de l'année derniere 1783.

« Votre Ouvrage, Monsieur, sur la Phthisie
» pulmonaire, a rectifié mes idées sur le genre
» de cette maladie que je croyois incurable.
» D'après la perte de plusieurs malades confiés
» à mes soins, j'ai vu que le défaut de méthode
» m'avoit égaré dans le traitement. D'après la
» lecture que j'en ai faite plusieurs fois, j'ai
» senti combien il est important pour l'huma-
» nité que vous vous soyiez livré à cette étude,
» & combien ce Traité précieux va être cher
» aux Médecins & aux malades.

» Une femme, âgée de 35 ans, est actuelle-
» ment entre mes mains, attaquée de cette

» maladie ; j'ai la plus grande espérance de lui » sauver la vie. Elle étoit parvenue au deuxieme » degré de Phthisie, lorsque j'ai commencé son » traitement. Un lait répandu depuis trois ans, » & porté sur la poitrine, une diminution con» sidérable des secours périodiques, un crache» ment de sang abondant, une fievre putride, » en établissoient les premiers symptômes. La » fievre devenue hectique, la perte de l'appétit, » le dérangement des digestions, des sueurs » nocturnes, le crachement de pus, en étoient » les effets.

» La suppuration est cessée, l'appétit s'est » rétabli, les digestions sont meilleures, les » sueurs ont disparu, le sommeil est très-bon, » & la fievre est éteinte. Il reste un peu de » douleur au dos & sous le *sternum*, & la ma» lade n'a qu'une toux très-légere. J'espere » qu'avec la persévérance je menerai cette ma» ladie à bien. C'est à vous, Monsieur, que » cette femme devra la vie ; je vous aurai une » obligation infinie de l'avoir sauvée, *&c.* »

Signé CARRE.

Ce Médecin, qui jouit d'une considération

distinguée, vint à Paris dans le mois de Décembre 1783, pour y accompagner Madame la Marquise de Louvois qui étoit malade dans ses terres, près de Tonnerre. Il passa chez moi, me confirma la guérison de la femme pulmonique dont il m'avoit parlé dans sa Lettre. Il me dit en même tems que depuis il avoit guéri un homme très-pulmonique, qu'il avoit eu ces heureux succès, en suivant les principes méthodiques insérés dans mon Ouvrage.

Remarques sur cette Observation.

Le lait qui séjourne dans des vaisseaux qui lui sont propres, s'y condense, s'y alkalise, s'y corrompt, & devient contagieux aux autres liquides animaux ; il ne peut qu'en altérer la qualité, & fournir autant de principes de maladies, que ces liquides sont propres à contracter des vices de différens caracteres.

Le lait dévoyé dans des vaisseaux qui ne lui sont pas propres, s'arrête tantôt dans le tissu cellulaire, où il forme de gros dépôts, tantôt dans les glandes qu'il engorge, & souvent dans les vaisseaux capillaires membraneux, où il forme des ſources intariſſables de douleurs & de ſouffrances.

La nature, après avoir été ainſi contrariée, tarit enfin les ſources laiteuſes; mais il eſt rare qu'elle remédie aux dangereuſes impreſſions qu'un lait dégénéré a déja faites ſur des liquides qu'il a altérés, & ſur des ſolides qu'il a rendus délicats, ſenſibles, & ſuſceptibles des plus légeres irritations.

Les métaſtaſes laiteuſes peuvent avoir lieu juſqu'à ce que les ſources du lait ſoient taries; ce fluide ſe porte & ſe répand juſqu'alors partout où l'entraînent des directions contre nature. Ce n'eſt pas enſuite le lait, proprement dit, qui forme des dépôts, qui cauſe des douleurs & d'autres accidens que des vendeurs de ſecrets attribuent à un lait répandu; ce ſont au contraire des effets des vices que les liquides & les ſolides ont contractés de la dépravation du lait, qui n'exiſte plus, mais qui a donné lieu à des principes de maladies ou de langueurs.

Les Phthiſies pulmonaires peuvent provenir de ces deux cauſes, du lait répandu, & de ſes effets qui ſubſiſtent après lui: il ſeroit dangereux de ne pas les diſtinguer; on tomberoit en manquant de cette attention, dans les écueils dangereux où entraînent le charlatanisme & la cupidité, qui ne peuvent qu'avilir & rendre méprisables ceux qui ont le malheur d'en être susceptibles.

Les promptes métastases du lait dans le tissu cellulaire, ou dans les vaisseaux des poumons, étouffent tout-à-coup les malades, ou donnent la fievre, des toux violentes, des oppressions, des crachats sanguinolens, qui deviennent purulens, *&c.* [*a*] Ce sont les symptômes ordinaires des dépôts laiteux inflammatoires qui se font à la poitrine. Si, à la suite des maladies de cette espece, il reste une petite toux qui se soutienne pendant quelque tems dans cet état; si ensuite elle devient plus fréquente, & si la malade ne reprend pas de l'embonpoint, c'est une Phthisie pulmonaire qui se déclare, *&c.*

Si la toux avoit commencé avant la maladie aiguë, ou si elle ne s'établit que long-tems après, on doit l'attribuer à des érosions ou à des tubercules dans la substance des poumons,

---

(*a*) Voyez le Traité de la Phthisie pulmonaire, pag. 150 & 155.

qui, en faisant des progrès, sont suivis de tous les symptômes d'une Phthisie pulmonaire, occasionnée par les vices particuliers des poumons, formés, ou par des engorgemens que le lait avoit faits dans les glandes de ce viscere, ou par des vices de la masse des liquides, contractés par la déviation du lait. La Phthisie, qui provient de tels vices, ne se manifeste souvent que long-tems après que les sources du lait sont taries, & que cette substance alimentaire n'a plus lieu. Cependant des vendeurs de secrets affirment, même plusieurs années après cette époque, que les maladies des femmes, même la Phthisie pulmonaire, dépendent d'un lait répandu qu'il faut évacuer. Ils purgent alors jusqu'à ce qu'ils fassent rendre du chyle par les garde-robes; ils chantent victoire; ils persuadent les malades que c'est le lait qui causoit leurs maladies; les malades s'épuisent en louanges sur les bons effets de ces remedes : c'est ainsi que le charlatanisme se distingue par l'erreur, & que les Charlatans abusent de la crédulité du peuple, aux dépens de ses jours [a].

---

[a] Voyez Traité de la Phthisie, p. 150 & 155.

HUITIEME OBSERVATION,

Extraite d'une Lettre de M. Potier de Beaupré, fils, Docteur en Médecine à Thorigny, basse Normandie, du 20 Février 1783.

Sur l'usage du lait dans la Pulmonie.

« Il a été annoncé derniérement, Monsieur, » dans les papiers publics, un *Traité sur la* » *Phthisie pulmonaire*, dont vous êtes l'Auteur, » où vous faites voir que le lait est pernicieux » dans tous les degrés de cette maladie. Il y » a plusieurs années que j'ai un Ouvrage sur » cette même maladie, dont je vous crois aussi » l'Auteur. Il a pour titre : *Observations de* » *Médecine, où l'on trouve des remarques qui* » *tendent à détruire le préjugé où l'on est, que* » *l'usage du lait est pernicieux dans cette ma-* » *ladie.*

» Je ne puis vous exprimer, Monsieur, com- » bien ce premier Ouvrage m'a fait de plaisir. » Les nouvelles lumieres qu'il répand, sont si » nettes & si bien fondées, qu'il est impossible » que la vérité, après avoir été si long-tems » cachée sous le voile épais du préjugé, ne » paroisse dans tout son jour. Je vous avoue,

» Monsieur, qu'avant la lecture de votre Livre, » j'étois aussi fort aveuglé, & je croyois le » lait un des meilleurs remedes que l'on devoit » employer dans la Phthisie pulmonaire ; mais » depuis que vous avez dissipé ces ténebres, » ma façon de penser a bien changé. Moi-même » j'ai depuis éprouvé le contraire sur deux ma- » lades, l'un âgé de 25 ans, l'autre de 27, atta- » qués de Phthisie pulmonaire. Ces deux mala- » des, après avoir craché du sang pendant » quelques jours, furent attaqués d'ulceres au » poumon, & bientôt ils cracherent du pus : » alors la fievre augmenta & ne les quitta plus » un seul instant. La toux les tourmentoit pres- » que continuellement, & ils maigrissoient à » vue. Je suivis votre maniere de traiter » cette maladie, & je leur défendis absolument » le lait. Cependant quelques personnes leur » persuaderent, malgré mes défenses, qu'il leur » feroit beaucoup de bien, que c'étoit un grand » adoucissant pour la poitrine, & dont l'effica- » cité étoit généralement reconnue : cela les » engagea à en prendre à mon insu, pendant » quelques jours; mais bientôt ils éprouverent » une plus grande difficulté de respirer qu'au-

» paravant, avec beaucoup de mal-aises & de » sueurs nocturnes qui commençoient à s'éta- » blir. Alors ils avouerent qu'ils avoient passé » mes ordres très-mal à propos, & qu'ils » en avoient été bien punis. Je continuai mon » traitement, en vous suivant toujours pas à » pas, & j'ai eu la satisfaction de les voir par- » faitement guéris. Ce succès, dont j'ai l'obli- » gation à vos lumieres, me flatte trop, pour » ne pas desirer avec le plus grand empresse- » ment de connoître votre nouvel Ouvrage sur » cette maladie. J'ai en conséquence chargé » l'ami qui vous remettra cette Lettre, de m'en » procurer un exemplaire, & de vous assurer » que personne n'a plus que moi de vénération » & de respect pour vos connoissances supé- » rieures.

J'ai l'honneur d'être, *&c.*

Signé, POTIER DE BEAUPRÉ, fils, Doct. Méd.

Remarques sur cette Observation.

C'étoit en l'année 1754, avant de venir à Paris, que je publiai une Dissertation sur l'abus du lait dans la Phthisie pulmonaire. M. le Préſident de Monteſquieu ſavoit que j'avois guéri plusieurs de ces maladies, & que j'en guériſſois tous les jours ſans me ſervir de lait. Il exigea que je fiſſe connoître ma méthode par l'impreſſion, & que j'y joigniſſe des obſervations qui en démontraſſent l'efficacité. Je ne tardai pas à lui remettre cet Ouvrage ; il l'approuva, & le fit imprimer à Paris, chez Moreau & Delaguette.

Ce Livre mérita d'abord l'attention des Médecins de province, & des étrangers ; on le citoit à Paris. J'arrivai dans cette Capitale pour y faire mon ſéjour. Dès ce moment mon Livre fut voué au ſilence. Rien ne pouvoit rallentir mon zele pour le bien de l'humanité : je continuai mes obſervations ſur la Pulmonie ; j'en ai donné au public un recueil exact ; elles repréſentent l'évidence ; on ne s'y refuſera point, ſi l'on a le courage de ſecouer le joug du préjugé.

Si les obſervations & les principes que j'ai inſérés dans mon Ouvrage, ne ſuffiſent pas pour convaincre que le lait ne peut que faire de mauvais effets dans cette maladie ; qu'on faſſe attention à ſon analyſe, & l'on ſera forcé d'avouer qu'il doit y être pernicieux.

Les trois ſubſtances qui compoſent le lait ; la

la féreuſe, la butyreuſe & la caſeuſe, ne ſont que mêlées & confondues les unes avec les autres ; elles ne ſont pas intimement unies. Ces matieres étant digérées ſelon les loix de la nature, dans des eſtomacs bien conſtitués, feroient toujours de bons effets. Elles perdent ces qualités eſſentielles chez les Phthiſiques ; elles ne trouvent dans les organes de leurs digeſtions que des ſucs corrompus, ou qui tendent à la corruption.

On ſait que la fievre alkaliſe le lait, que la chaleur le coagule, que le mêlange des acides, & même celui des alkalis, le grumelle ; & il eſt généralement avoué qu'il eſt un poiſon lorſqu'il eſt grumelé. Quel que ſoit celui de ces états dans lequel il paſſe dans la maſſe des liquides des Pulmoniques, il doit accélérer leur corruption, y mettre le comble, & concourir à abréger des vies traînées dans une funeſte langueur.

Que les ſucs des eſtomacs des Pulmoniques tiennent de l'acide ou de l'alkali ; que l'un ou l'autre de ces principes excede dans le ſang ou dans la lymphe, tout étant mal diſpoſé d'ailleurs, le lait ne ſauroit que ſe corrompre par leur mêlange. Si l'on examine ſéparément les ſubſtances qui compoſent le lait, on avouera ſans doute que la ſéreuſe ne déterge, dans l'état naturel, que par ſa partie ſavonneuſe; mais elle ne conſerve rien de cette qualité, quand l'acide & l'huile qui la compoſent, ſont déſunis. Ces deux principes ne ſauroient reſter unis dans l'eſtomac, ni dans les vaiſſeaux du ſang des Phthiſiques, ou du moins ils y perdent leurs qualités eſſentielles, puiſqu'ils ne rencontrent par-tout que des ſubſtances corrompues, ou qui tendent à la corruption. Le petit-lait ne ſauroit donc déterger les ulceres des Pulmoniques; par conſéquent il eſt au moins inutile dans la Phthiſie pulmonaire.

La partie butyreuſe du lait étant déſunie & corrompue dans l'eſtomac & dans les vaiſſeaux des Phthiſiques, par les mêmes cauſes, ne pourroit que fournir, à la maſſe du ſang, des principes plus piquans que l'acide ſulfureux & les alkalis volatils; car les vapeurs blanches, qui s'élevent du beurre dans la diſtillation, irritent la gorge juſqu'à l'enflammer; elles font ſur l'odorat l'impreſſion la plus vive, & affectent tellement les yeux, qu'ils deviennent rouges en très-peu de tems, comme dans une ophthalmie.

La partie caſeuſe du lait a à peu près les mêmes principes que la butyreuſe, mais ils ſont moins irritans.

On peut juger, d'après ces expériences & les obſervations répandues dans mes Ouvrages, ſi l'uſage du lait peut ne pas être nuiſible dans la Phthiſie pulmonaire, où tout eſt déſordre & corruption, tant dans la maſſe des liquides que dans le ſyſtême des ſolides.

Neuvieme Observation.

Phthiſie pulmonaire, provenant d'une gale répercutée.

Un voyageur, âgé de 32 ans, avoit parcouru les provinces méridionales du Royaume. Il étoit de retour à Paris depuis deux ans, ſans avoir éprouvé d'autre incommodité qu'une fétidité d'haleine, dont il étoit aiſé de s'appercevoir. Il avoit pris la gale en paſſant à Bordeaux. On la répercuta mal à propos : il ſe crut guéri, & continua ſes voyages. Il ſe maria deux ans après; le mariage occaſionna le développement de l'humeur pſorique, que la force du tempérament avoit retenue dans le ſyſtême des vaiſſeaux. Deux mois après avoir reçu la bénédiction nuptiale, il fut pris tout-à-coup d'une extinction de voix totale, qui dura deux jours ; elle fut suivie d'un grand enrouement & d'une odeur insupportable dans la bouche & dans le nez : ces symptômes furent bientôt suivis d'un dégoût général & d'un amaigrissement très-prompt & très-sensible. Peu de jours après, il rendit par l'expectoration une grande abondance de sang très-fétide. La toux étoit considérable, sur-tout la nuit ; l'expectoration devint bientôt très-abondante ; les crachats étoient du vrai pus ; à peine une jatte suffisoit pour contenir ceux de la nuit, qui étoient d'une infection insupportable. Cet état dura plus de vingt jours. Malgré cette situation alarmante, le malade respiroit aisément, & sa poitrine n'étoit point douloureuse. Il sentoit seulement un léger embarras, & non une douleur, au bas de la gorge, & quelquefois une lassitude dans les reins & dans tout le corps. Depuis le commencement de la maladie jusqu'à ce moment, le malade avoit craché du sang assez abondamment à deux différentes reprises.

On appliqua des vésicatoires à la nuque ; la toux diminua de fréquence & de violence ;

l'appétit & le ſommeil ſe rétablirent, mais le mauvais goût à la bouche ſubſiſtoit toujours. Comme les véſicatoires à la nuque incommodoient le malade par leur ſituation, on les plaça à l'un des bras. La toux ſe modéra, ſur-tout pendant le jour; mais, la nuit & le matin, elle étoit toujours conſidérable; les crachats très-abondans & chargés de beaucoup de pus. Cet état de modération ne fut pas de durée; les crachats devinrent auſſi abondans le jour que dans la nuit. Il s'y joignit une expectoration pituiteuſe, continuelle, & toujours mêlée d'un pus fétide.

Tout changea de face après quinze jours de cet état; il ſurvint un crachement de ſang ſi abondant, qu'on ſe crut obligé de faire uſage d'une potion aſtringente. Malgré cette potion, l'hémophthiſie dura cinq à ſix jours; le malade éprouva des douleurs à la poitrine, où juſqu'alors il n'avoit reſſenti aucun mal. Le crachement de ſang & d'une quantité conſidérable de pus, reprit peu de jours après; il ſe renouvella encore dans huit jours; l'abondance du pus étoit toujours énorme.

Cette maladie traînoit depuis près de quatre

mois, lorſqu'on m'appella pour voir le malade qui étoit devenu ſans reſſource par la cauſe de ſa maladie, ſa durée, & par les accidens multipliés qu'il avoit eſſuyés. J'eus lieu de m'appercevoir, à ma premiere viſite, de la fievre lente, & des autres ſymptômes expoſés dans le Mémoire, des progrès que le mal avoit faits, & du peu de reſſources qui reſtoient à la nature pour ſeconder les ſecours de l'art. J'employai cependant, de concert avec le Médecin ordinaire, des calmans, des déterſifs, des vulnéraires, des antiſeptiques, & tous les remedes que l'on peut employer dans des circonſtances auſſi ſcabreuſes, & où le danger étoit toujours imminent.

Les mêmes accidens ſe ſuccéderent encore pendant trois mois; ils devinrent plus graves ſur la fin. Le malade ſouffrit beaucoup dans ſes derniers jours, d'une douleur vive, ſous l'omoplate du côté droit, qui s'étendoit juſqu'à la clavicule; cette douleur intéreſſa enfin tout ce côté de la poitrine; elle dura avec la même violence, juſqu'à ce que le poumon commença de ſe mortifier. A peine cette douleur étoit-elle modérée, que le malade rendit tous les jours, par l'expectoration, une quantité si considérable de sanie putride & fétide, de consistance d'huile, qu'elle égaloit la quantité de quatre à cinq livres chaque vingt-quatre heures.

Rapport de l'ouverture du corps.

A l'ouverture de la poitrine, il s'est d'abord répandu une odeur infecte & cadavéreuse ; toute la capacité gauche étoit remplie d'une sérosité ichoreuse & fétide, qui étoit au moins du poids de trois livres. Presque toute la surface du lobe gauche étoit adhérente à la plévre, & toute sa substance étoit tellement flétrie & fondue, qu'elle n'égaloit pas un quart de son volume naturel : son intérieur n'étoit rempli que de pus ; il fondoit sous les doigts. La cavité droite de la poitrine contenoit une pareille sérosité purulente épanchée, mais en moindre quantité que celle du côté gauche. La partie supérieure du poumon droit étoit flétrie & de couleur livide ; il en est sorti du pus en la disséquant. A la division des bronches, on a trouvé une collection de pus qui paroissoit refluer des poumons. Le diaphragme paroissoit macéré dans sa face supérieure, par le pus qui y étoit répandu, & qui avoit croupi dans la cavité de la poitrine. Les viſceres du bas-ventre étoient dans l'état naturel, *&c.*

Remarques ſur cette Obſervation.

La Phthiſie pulmonaire qui a donné lieu à cette obſervation, a été une ſuite & un effet de la gale que le malade prit dans ſon voyage, & qu'on eut l'imprudence de répercuter par des topiques. On ſait que les éruptions pſoriques répercutées ſont preſque toujours ſuivies d'accidens dangereux ou funeſtes. Ces éruptions proviennent d'une ſéroſité ſaline, âcre, ichoreuſe & corroſive, qui affecte principalement la peau. Une telle humeur, répercutée & portée dans les poumons, ne peut que faire, dans leur ſubſtance, des éroſions, des déchiremens, & y cauſer de mortelles ſuppurations. On a obſervé que des éruptions de cette nature, qui ne ſuppurent pas, ou qui ne ſont pas phlogoſées, font des impreſſions moins promptes dans les viſceres, lorſqu'elles s'y ſont portées par métaſtaſe, que celles qui ſuppurent, & les inflammatoires. La gale du malade de cette obſervation tenoit de la qualité des premieres; ce qui a fait que ſes progrès ont été lents, & plus inſidieux que s'ils s'étoient manifeſtés au commencement, ou peu de tems après la répercuſſion. La ſubſtance pulmonaire n'a qu'une ſenſibilité ſourde, quoiqu'elle ſoit très-irritable ; c'eſt pourquoi les impreſſions que fit l'humeur pſorique dans la poitrine, étant très-lentes, ne ſe manifeſterent que long-tems après ſa répercuſſion, lorſque la maladie fut devenue incurable. De pareils exemples tombent ſouvent ſous les yeux des Médecins obſervateurs.

La fétidité de l'haleine, qui depuis la répercuſſion augmentoit de jour en jour, étoit un ſymptôme des impreſſions ſourdes que l'humeur pſorique faiſoit dans les poumons. Ces impreſſions étant parvenues au point de former des ulceres conſidérables, des déchiremens des vaiſſeaux ſanguins, la fétidité de l'haleine devint inſupportable au malade lui-même. L'hémophthiſie ſe déclara ; le crachement de pus fut d'abord très-abondant, & tous les autres accidens firent des progrès rapides.

Cette maladie étoit incurable, lorſqu'elle ſe manifeſta par la violence de ſes ſymptômes ; je l'ai déja obſervé : elle avoit fait des progrès, auxquels la nature ni l'art n'auroient pu remédier. C'eſt ainſi qu'on devient victime de ſes imprudences, lorſqu'on néglige des incommodités qui conduiſent à des maladies graves. Ces incommodités ſont principalement des éruptions cutanées, répercutées, des toux chroniques, des rhumes négligés & de trop de durée, des évacuations naturelles ou habituelles, diminuées, ſupprimées, *&c.*

La douleur violente que le malade éprouvoit ſous l'omoplate, vers la clavicule, & ſucceſſivement dans le côté gauche de la poitrine, provenoit de l'adhérence des poumons avec la plévre; des membranes intérieures des côtes, & de celles des muſcles intercoſtaux, aux approches de la mortification ou de la gangrene de ces parties, & de la collection du pus qui s'y formoit.

L'énorme quantité de matiere ichoreuſe que le malade rendit pendant quelques jours avant ſa mort, par des vomiſſemens ſans efforts, provenoit des boiſſons, & de toute autre nourriture dont il faiſoit uſage, de la lymphe du ſang, fournie par ſes vaiſſeaux déchirés, de la tranſpiration inſenſible, *&c.*

J'ai déja obſervé que le chyle parvient dans

les poumons, ſans changer de nature, tel qu'il ſort des premieres voies, & que c'eſt dans ce viſcere qu'il fait ſa premiere dépuration. Sa ſubſtance étant preſque totalement détruite, ſes glandes gangrenées, & ſes vaiſſeaux tombés en corruption, cette principale fonction ne pouvoit y avoir lieu. Les matieres qui provenoient des premieres voies, la lymphe du ſang, & toute autre humeur animale qui y parvenoit, devoient néceſſairement ſe précipiter dans la cavité de la poitrine, s'y corrompre par leur mêlange avec des ſubſtances corrompues, & y acquérir une fétidité inſupportable.

Dixieme Observation.

Sur une Phthiſie pulmonaire ſcorbutique.

Je fus appellé, vers la fin de l'année derniere 1783, chez un malade, âgé d'environ ſoixante ans, qui, dans ſa jeuneſſe & ſon adoleſcence, avoit joui d'une ſanté aſſez conſtante. Je le trouvai dans ſon lit, très-accablé. Il me fit un court narré de ſa maladie, que je rends en abrégé; il feroit ſuperflu de la ſuivre dans tous ſes ſymptômes. Il me dit que depuis environ un an, il étoit tombé, de jour en jour, dans le dépérissement où je le voyois; que du commencement il se trouvoit lourd, pesant, engourdi, morose, dans cet état enfin que les Médecins appellent cacochymie; que quelque tems après il s'étoit formé un abscès au périnée; que cet abscès avoit rendu un pus de mauvaise qualité; qu'on avoit eu peine à le cicatriser, mais qu'enfin on y étoit parvenu; que, dès que la suppuration de l'abscès eut cessé, il étoit survenu une toux séche; qu'elle devint plus fréquente & importune, ensuite humide; que, quelque tems après, les crachats prirent une mauvaise qualité; on les soupçonna d'être purulens; qu'alors la toux devint fréquente, au point de causer des insomnies. Le malade continua de détailler les principaux symptômes d'une Phthisie pulmonaire, parvenue bien avant dans le troisieme degré.

Il y a apparence que jusqu'à ce moment il n'avoit pas écouté ses Médecins ordinaires, pour observer un régime de vie convenable à son état, & pour mettre en usage les remedes les plus propres à sa maladie, puisqu'il vivoit à son gré, mangeoit en ville, ne se privoit de rien, & fréquentoit les spectacles. Il étoit volontaire, paſſionné, & ſe livroit ſouvent à des vivacités qui ne pouvoient que rendre plus graves les ſymptômes de ſa maladie, & en précipiter la fin.

J'examinai enſuite le corps de ce malade. Il étoit dans le maraſme; une fievre lente, très-caractériſée, un pouls foible & fréquent, une chaleur âcre à la peau, une expectoration abondante d'un pus fétide, des digeſtions pénibles & laborieuſes faiſoient les principaux ſymptômes de ſon état actuel. Il avoit un cautere à l'un des bras, les bords en étoient livides; la cicatrice de l'abſcès du périnée étoit molle, & de même qualité que les bords du cautere; d'ailleurs, il ſuintoit de ſes pores & des environs, dans toute l'étendue que l'abſcès avoit occupée, qui paroiſſoit encore circonſcrite, une ſéroſité jaunâtre: je m'apperçus en même tems de quelques taches noirâtres à la jambe gauche; les gencives étoient engorgées, gonflées, d'une couleur approchant de la livide, & l'haleine d'une odeur cadavéreuſe. D'après tous ces ſymptômes, pouvoit-on ne pas diſtinguer le vrai caractere d'une Phthiſie pulmonaire ſcorbutique ?

Je n'ai pas eu une connoiſſance aſſez étendue

des remedes qu'on a mis en usage dans le cours de cette maladie; je sais seulement qu'on avoit ouvert un cautere au bras, (je l'ai déja observé) pour faire diversion du pus de l'abscès, lorsqu'il cessa de suppurer, dans la vue de le détourner de la poitrine. Lorsque je fus appellé, le malade prenoit tous les matins, aux heures de son réveil, une prise de lait; deux heures après, des eaux-bonnes; & vers midi, un bouillon copieux, chargé de substances animales. Il mourut un mois après, ou environ.

Remarques sur cette Observation.

L'abscès au périnée étoit sans doute un abscès critique; il auroit dissipé la langueur, ou la cacochymie dont le malade étoit affecté, s'il avoit suppuré plus long-tems; du moins, si l'on avoit entretenu la suppuration, on auroit prévenu la Phthisie pulmonaire, qui ne s'établit que lorsque le pus de l'abscès reflua dans les poumons. La toux séche, qui préluda cette nouvelle maladie, étoit une indication pressante pour faire une diversion du pus qui l'occasionnoit. Etoit-ce au bras que l'on devoit établir le cautere ? n'étoit-ce pas favoriser un faux méchanisme, un méchanifme renverfé, plus propre à déterminer la pente du pus vers les poumons, qu'à en faire une diverfion favorable à ce vifcere ? Si l'on avoit ouvert le cautere à une cuiffe, on auroit fuivi les vues de la nature, & la direction qui avoit déterminé l'abfcès vers le périnée, auroit refté la même : c'eft par ce moyen qu'on auroit pu garantir la poitrine d'un délabrement funefte.

Le lait que le malade prenoit tous les matins, pouvoit-il lui convenir au troifieme degré d'une Phthifie fcorbutique, & avec tous les fymptômes dans lefquels Hippocrate en défend l'ufage? Les eaux-bonnes, qui venoient après, n'étoient-elles pas plus propres, par le foufre dont elles font imbues, à augmenter la diffolution du fang, qu'à y remédier? Le bouillon, chargé de fubftances animales, que le malade prenoit tous les jours à midi, ne devoit-il pas concourir à corrompre la maffe du fang, plutôt qu'à la garantir de la corruption ? On fait qu'il n'eft pas de fubftance qui fe corrompe auffi aifément que les fubftances animales & les alimens fucculens; combien ne doivent-ils pas fe corrompre chez les Phthifiques, puifque, dans quelque partie du corps, dans quelque vifcere qu'ils fe portent, ils ſont toujours dans des foyers de corruption! C'eſt d'après ces conſidérations que je me diſpenſai de ſuivre cette maladie.

Ce n'eſt pas aux gens de l'art qui voyoient le malade, que l'on doit attribuer ces fautes; c'eſt ſans doute aux inſinuations du public, qui décide aujourd'hui ſouverainement en Médecine; c'eſt ainſi que la force du préjugé précipite dans les labyrinthes de l'erreur, par un principe de prévention, d'amour-propre, d'attachement, ou par l'impulſion d'une dangereuſe tendreſſe.

ONZIEME OBSERVATION.

Phthiſie pulmonaire occaſionnée par un rhume négligé.

Madame de * * * née en France, mariée en Angleterre, âgée d'environ trente-cinq ans, avoit joui, pendant ſon adoleſcence, d'une ſanté parfaite; elle ne fut pas auſſi heureuſe l'année derniere 1783: elle fut priſe, étant à Paris, pendant le printems, d'un rhume, qui ne fixa pas d'abord ſon attention. Ce rhume duroit encore dans le mois de Juillet; il lui ſurvint alors des affaires qui exigeoient ſa préſence à Londres; elle

elle entreprit le voyage ſans prendre des précautions concernant ſa ſanté ; elle en eſt devenue la victime. La mer étoit orageuſe dans ſa traverſée ; elle en fut conſidérablement mouillée ; ſon rhume augmenta, & la fievre ſe déclara avec le caractere de fievre aiguë. A ſon arrivée à Londres, Madame appella des gens de l'art de guérir. La fievre & le rhume, malgré leurs ſoins, firent des progrès ; il ſurvint des hémophthiſies, dont il réſulta des inflammations, des ſuppurations dans la ſubſtance des poumons. Ceux à qui la malade avoit pris confiance pour lui donner des ſoins dans ſa maladie, la voyant en danger, l'envoyerent à la campagne, dans la crainte que l'atmoſphere de la ville de Londres, qui eſt toujours fuligineuſe, ne lui fût nuiſible.

Cependant les ſymptômes de la maladie devenoient plus graves de jour en jour ; ils le devinrent au point que les regles ſe ſupprimerent vers la fin du mois de Septembre. Alors tout empira ; on déſeſpéra de la guériſon de cette maladie ; on fit venir Madame à Paris, pour y attendre le moment fatal. On ſera peut-être bien-aiſe de connoître les remedes qu'on a employés en

Angleterre, dans cette maladie ; je les ai pris & copiés des formules originales.

La premiere formule est d'une potion composée « de trois gros de manne en larmes, dissoute dans une once & demie d'émulsion » commune; d'esprit de *Mindereus*, trois gros; » d'eau de noix de muscade, un gros ; de vin » antimonié ou émétique, douze gouttes ; de » sel de corne-de-cerf, six grains, pour prendre » toutes les six heures, en ajoutant à celle de la » nuit, seize gouttes de teinture d'opium.

2e. Formule. » Prenez de pilules savonneuses, » dix grains ; de chaux d'antimoine non lavée, » (fondant de Rotrou) sept grains ; mêlez, pour » prendre aux heures du sommeil.

» 3°. Prenez de blanc de baleine, dissous » dans un peu d'huile, un scrupule ; de sirop » balsamique, un gros ; d'esprit de *Mindereus*, » trois gros ; de soufre doré d'antimoine, un » grain ; de teinture d'opium, trois gouttes : » faites potion à prendre toutes les six heures, » en ajoutant à celle de la nuit, de teinture d'o- » pium, douze gouttes.

» 4°. Prenez d'infusion de séné limonadée, » six onces ; de sirop de roses solutif, une demi-

» once ; de teinture de jalap, deux gros. Réité-
» rez cette infusion toutes les quatre heures,
» jusqu'à ce qu'elle ait produit l'effet de pur-
» gatif.

» 5°. Prenez d'émulsion commune, dix gros;
» d'esprit de *Mindereus*, trois gros; de sel de
» corne-de-cerf, six grains; de soufre doré
» d'antimoine, un grain, pour prendre toutes
» les six heures.

» 6°. Prenez de sel d'absynthe, un scrupule;
» de suc de limons, cinq grains; d'eau-aléxi-
» laire, &c. Faites potion pour prendre toutes
» les huit heures.

» 7°. Prenez de pilules d'Hali-abas, cinq
» grains; de réglisse, dix grains, pour prendre
» tous les jours avant dîner.

» 8°. Prenez de sel d'absynthe, un scrupule;
» de suc de limons, une demi-once; de jalap,
» dix gros; de sucre, un scrupule, pour pren-
» dre tous les jours aux heures du sommeil.

» 9°. Prenez de pilules de savon, de chaux
» d'antimoine, non lavée, huit grains; d'extrait
» de cigüe, trois grains; de teinture d'opium,
» trois gouttes, pour des bols, à prendre toutes
» les six heures.

» 10°. Prenez d'eau d'orge, dix gros; d'esprit de *Mindereus*, trois gros; de sirop d'écorce d'orange, un gros; de teinture thébaïque, vingt-cinq gouttes; d'ipécacuanha en poudre, un grain pour une prise.

» 11°. Prenez d'eau d'orge, une demi-livre; d'oximel simple, une demi-once; de nitre pulvérisé, un gros de teinture thébaïque, quinze gouttes, pour en prendre dix cuillerées toutes les heures.

» 12°. De pilules de styrax, de savon dur, de chaux d'antimoine non lavée, de sirop, suffisante quantité. Faites-en six pilules, à prendre toutes les nuits. (Il n'y a point de dose particuliere.)

» 13°. Prenez de blanc de baleine, un scrupule; de nitre pulvérisé, un demi-scrupule; de sucre blanc, pour prendre toutes les nuits, avec une infusion de thé à grandes doses. »

Ces remedes ont été employés successivement en Angleterre, dans cette maladie, jusqu'à la veille du jour du départ de la malade, pour Paris.

Madame de * * * arriva à Paris vers le milieu du mois de Décembre. Elle se confia d'abord aux soins de M. *Macmahon*, Médecin de l'Ecole Militaire ; elle ne pouvoit faire de choix plus convenable. Ce Médecin prudent & éclairé, prévoyant le danger imminent où étoit la malade, me fit appeller en consultation, & il exigea que je suivisse avec lui cette maladie déja désespérée. A ma premiere visite avec M. Macmahon, je trouvai la malade avec la peau séche, une toux violente & quinteuse, qui la privoit du repos de la nuit. Elle rendoit très-peu de crachats ; cependant on distinguoit sensiblement, dans ceux qu'elle expectoroit le matin, un pus fétide & de mauvaise couleur. Comme l'expectoration purulente ne répondoit pas aux autres symptômes de la maladie, nous jugeâmes, avec fondement, que les poumons étoient affectés d'une suppuration sourde. La fievre, qui depuis long-tems ne se démontroit que comme lente, paroissoit avoir pris le caractere de fievre aiguë. A ces symptômes se joignoient un flux de ventre bilieux, un dégoût général, & une douleur sourde à la partie intérieure latérale gauche de la région hypogastrique, qui paroissoit provenir des ligamens de la matrice.

Nous jugeâmes que l'augmentation considérable de ces ſymptômes provenoit de ce que les ſecours périodiques n'avoient pas paru aux deux dernieres époques. Nous étions au tems de la troiſieme ; rien n'indiquoit qu'elle pût avoir lieu. Nous nous déterminâmes à ſolliciter la nature par les ſecours de l'art ; nous fimes faire une ſaignée de quatre onces à l'un des bras, & le lendemain nous fimes appliquer des ſangſues à la marge de l'anus, ſur des boutons hémorroïdaux, qui avoient été enflammés, & qui n'étoient pas encore entiérement flétris.

Dès le même jour de l'application des ſangſues, les regles vinrent aſſez abondantes ; la fievre diminua ; elle ne retint que le caractere de fievre lente. Le flux de ventre ceſſa, la toux fut moins vive & moins importune, & le ſommeil moins interrompu. Tous les ſymptômes ſe modérerent au point que la malade ſe trouvoit très-ſoulagée, & que ſes parens & ſes amis commençoient à concevoir quelque eſpérance de guériſon. Cependant l'ennemi caché, où la ſuppuration ſourde que nous avions déja ſoupçonnée, fomentoit, ou entretenoit la maladie & ſes ſymptômes. La diminution de ceux-ci ne provenoit que de ce que les vaiſſeaux du ſang étoient moins engorgés ou moins pléthoriques. Les impressions que faisoit la pléthore dans ceux de l'abdomen, étoient moins vives & moins sensibles.

Le tems de la deuxieme époque s'approchoit, à compter de celle qui avoit été favorable à la suite de l'application des sangsues; les symptômes violens qui avoient précédé celle-ci, commençoient à reprendre leur vivacité : on appliqua des sangsues pour la deuxieme fois; les regles ne firent que paroître; elles cesserent dans le même instant. Alors tous les accidens reprirent leur force, leur importunité; tout devint extrême, excepté l'expectoration qui diminuoit de plus en plus. Les hémorroïdes se gorgerent, s'enflammerent, & causerent de cruelles douleurs. Il survint un cours de ventre colliquatif, qui, en faisant des progrès, persévéra jusqu'au dernier moment.

Dès le premier jour que nous vîmes la malade, nous prescrivîmes un régime de vie des plus propres à sa maladie, & à prévenir, s'il avoit été possible, le danger dont elle étoit menacée; nous ordonnâmes des fomentations, des embrocations émollientes sur toute l'étendue de l'abdomen, principalement ſur la région hypogaſtrique, pour favoriſer le retour des ſecours périodiques, pour modérer la ſenſibilité douloureuſe que la malade reſſentoit à un ligament de la matrice, & pour réſoudre l'engorgement qui la cauſoit. Nous nous empreſſâmes d'employer des calmans, des adouciſſans, des tempérans, afin que les concuſſions violentes des muſcles du thorax & de l'abdomen portaſſent moins d'obſtacles à la guériſon des ulceres des poumons. On ſait que les fonctions de la nature ne ſe font jamais parfaitement parmi le déſordre de ſes organes. A cet effet nous eûmes recours, pour la ſeconder, aux béchiques, aux déterſifs, aux vulnéraires & aux antiſeptiques, en boiſſons, en opiats, en ſirops, & dont la malade faiſoit un fréquent uſage. On appliqua en même tems les véſicatoires à l'un des bras, dont on obtint une ſuppuration abondante. Je propoſai enſuite de faire la compoſition d'un ſirop, pour en prendre une cuillerée dans chaque priſe de toutes les boiſſons, pendant le jour & pendant la nuit. Ce ſirop étoit compoſé ſelon la formule ſuivante, qui rempliſſoit toutes les indications du ſecond & du troiſieme degré de la Phthiſie.

Prenez de fleurs de millepertuis, de marrube blanc; de camomille, de pied-de-chat, de chaque une once; versez par-dessus, de myrrhe & de baume de Tolu, en poudre, de chaque un gros; mettez le tout dans une livre d'eau; faites distiller, pour en obtenir huit onces de liqueur aromatique.

Ajoutez-y le double de son poids de sucre blanc en poudre, dans un vaisseau clos, qu'on laissera exposé à la chaleur du bain-marie, jusqu'à ce que le sucre soit entiérement fondu.

Prenez, d'une autre part, de racines de grande consoude, de bardane, de polypode de chêne, de chaque une once; faites-en une forte décoction dans une livre d'eau, réduite à huit onces; faites, de cette décoction, un sirop, avec suffisante quantité de sucre rosat. Lorsqu'il sera refroidi, mêlez-le avec le sirop aromatique précédent, pour l'usage.

Nous joignions à ces usages, des bols de myrrhe & de camphre, faits avec la conserve liquide de roses, pour servir d'antiseptiques, & pour garantir la masse du sang de la contagion du pus des ulceres.

Malgré tous ces moyens, & d'autres employés & variés selon les différentes indications qui varioient de jour en jour, un cours de ventre colliquatif, & des douleurs violentes qui ſurvinrent aux hémorroïdes, nous annonceren le moment fatal qui termina dans peu de jours de cruelles ſouffrances, que pas un ſecours de l'art n'avoit pu modérer.

Extrait du Procès-verbal de l'ouverture du corps.

Le lobe gauche du poumon étoit adhérent à la plévre. Il étoit macéré & preſque deſſéché en totalité, par une ſuppuration qui paroiſſoit provenir de la partie ſupérieure, qui étoit parſemée d'un nombre de tubercules skirreux, & de pluſieurs ſuppurans. Le lobe droit étoit également farci de tubercules & de points de ſuppuration. Il étoit cependant moins détruit que le gauche : il y avoit dans la cavité de la poitrine, un épanchement conſidérable de ſanie infecte. Les autres viſceres n'avoient rien d'extraordinaire, excepté dans la partie de l'inteſtin *rectum*, où les vaiſſeaux hémorroïdaux avoient été enflammés, qui étoit gangrenée dans preſque toute ſon étendue.

Remarques ſur cette Obſervation.

La Phthiſie pulmonaire de Madame de * * *

provenoit, dans ſon principe, d'un rhume négligé, qui devint plus grave, Madame ayant été mouillée par l'eau de la mer, à ſon paſſage de France en Angleterre. La toux violente, & les autres ſymptômes qu'elle éprouva enſuite, provenoient d'agacement, d'irritation, de phlogoſe dans la ſubſtance pulmonaire, qui donnerent occaſion à la naiſſance des tubercules dont étoient farcies les parties ſupérieures des deux lobes, à la fievre & aux autres ſymptômes qui en furent la ſuite. N'étoient-ce pas des cas & des circonſtances qui exigeoient d'abord des ſaignées ménagées, des boiſſons émollientes & béchiques, des juleps calmans, ou des émulſions qui euſſent la même propriété, rendus tous les ſoirs légérement narcotiques? Ne convenoit-il pas, lorſque la violence de ces ſymptômes fut modérée, d'ajouter aux boiſſons béchiques & calmantes, une infuſion très-légere de quelque plante diaphorétique ?

Quels effets contraires ne devoient pas faire, dans ce moment de Phthiſie pulmonaire, des drogues irritantes & incendiaires, telles que l'eſprit de *Mindereus*, l'eau de noix muſcade, le vin antimonié, le ſel de corne-de-cerf, à prendre toutes les six heures? Le calmant qu'on y ajoutoit le soir, ne pouvoit que modérer très-médiocrement l'action de ces remedes irritans, mais non pas l'annuller : d'ailleurs, n'agissoient-ils pas pendant le jour avec toute leur pernicieuse énergie?

Ces drogues n'étoient-elles pas plus propres à accélérer le progrès de la maladie, & à la rendre incurable, qu'à procurer des moyens de guérison? N'auroient-elles pas, par leur qualité irritante & incendiaire, donné lieu à la formation & à la multiplication des tubercules skirreux & suppurés, qui engorgeoient les parties supérieures des deux lobes des poumons? N'est-il pas vraisemblable que ces engorgemens faisoient obstacle à l'expectoration purulente, en comprimant les bronches, & en soutenant, dans les fibres membraneuses de ce viscere, des oscillations irrégulieres, des irritations continuelles, & un ton trop relevé, états généralement contraires aux loix des excrétions naturelles?

N'est-ce pas à ces causes que l'on a dû attribuer, en partie, la suppuration sourde qui a détruit la substance pulmonaire, & qui a opposé des obstacles invincibles aux efforts de la nature, & aux ressources de l'art de guérir?

On peut voir, par la ſuite de l'expoſé des remedes pratiqués avant le retour de la malade, à Paris, qu'ils n'ont pu que rendre plus graves les ſymptômes de la maladie, & en précipiter les événemens, au lieu de les prévenir. On ne doit pas attribuer aux Médecins de Londres une pratique auſſi mal entendue; ils ont trop de lumieres pour tomber dans de pareils écarts : tout eſt préjugé dans l'eſprit du peuple en Angleterre comme ailleurs; & les Empiriques, les gens à remedes & à ſecrets, obtiennent par-tout des préférences toujours nuiſibles.

DOUZIEME OBSERVATION.

Phthiſie pulmonaire, provenant d'une humeur goutteuſe répercutée.

Un jeune Magiſtrat, âgé de 23 ans, qui ſuivoit le Barreau du Parlement de Paris, pour ſe mettre en état d'occuper la premiere place d'un Préſidial conſidérable, m'appella vers le milieu du printems de l'année 1782. Je le trouvai ſouffrant conſidérablement de ſes mains, qui étoient enflées au point qu'il ne pouvoit qu'à peine remuer les doigts. Les douleurs s'étendoient dans les deux bras, jusqu'aux *humerus* & aux clavicules : elles le privoient de sommeil & de tout repos. Il m'observa que son pere étoit goutteux.

Je m'intéressai vivement à la situation de ce jeune Jurisconsulte, qui devoit être le soutien d'une famille distinguée : il faisoit ses espérances & la satisfaction de sa patrie, qui respectoit déja ses mœurs, sa sagesse & sa probité. Je le mis à l'usage de boissons humectantes, délayantes, & légérement diurétiques ; il prenoit tous les soirs des potions calmantes ; j'entretenois la liberté du ventre par le moyen de lavemens émolliens. Ces secours rétablirent le sommeil de la nuit ; ils diminuerent l'enflure des mains, & calmerent les douleurs. Je lui fis prendre ensuite des bains factices de Baréges. En sortant du bain, il buvoit deux ou trois verres des eaux de la source ; il se mettoit au lit pour favoriser une transpiration douce, sensible & assez abondante, qui lui procuroit une tranquillité si satisfaisante, qu'elle suspendoit entiérement ses douleurs, & les inquiétudes qu'il avoit éprouvées jusqu'alors aux extrémités supérieures.

Le malade continuoit toujours ses premiers

usages ; j'y joignis celui de légers apozemes laxatifs, & j'y ajoutois de tems en tems deux onces de manne, pour faire, par les garde-robes, des diversions plus énergiques des humeurs qui se dissipoient sensiblement des mains, puisque les enflures diminuoient de jour en jour. Le jeune Magistrat se trouvant sans douleur, sans souffrances, reprit ses études avec ferveur, & il alla passer le tems des vacations dans sa patrie, où il resta jusqu'à la rentrée du Parlement. Il revint alors à Paris, & il jouit pendant l'hiver d'une santé constante.

Vers le commencement du mois de Mai de l'année suivante 1783, le jeune Magistrat ressentit des démangeaisons aux mains, & en même tems il s'y déclaroit un gonflement qui devenoit de plus en plus sensible. Il s'en plaignoit dans les compagnies ; tous les jours mille conseils frappoient ses oreilles ; tout le monde étoit médecin pour lui : il y a toujours à Paris quelque secret nouveau ; il suffit qu'on l'annonce, pour qu'il saisisse les esprits jusqu'à l'enthousiasme. Le jeune Magistrat céda aux persécutions ; on lui promit de le guérir sans remede, par le moyen du magnétisme animal ; c'étoit assez pour mériter une confiance aveugle : il ſe livra ; bientôt il en fut la victime. Dans environ ſix ſemaines ſes mains ſe déſenflerent. On cria d'abord au miracle ; mais on n'étoit pas encore au dénouement de la piece. Il ſurvint une légere toux gutturale ſéche ; elle fit des progrès ; elle intéreſſa la poitrine ; elle devint humide ; il s'enſuivit une fievre lente, & il ſe manifeſta du pus dans les crachats. Le malade maigriſſoit à vue : il fut alors forcé de retirer ſa confiance, mais c'étoit trop tard. Il m'appella pour lui donner des ſecours ; il logeoit rue Serpente, dans la maiſon où demeure M. Timbergue, Avocat au Parlement. C'étoit vers le milieu du mois d'Août de la même année. Je trouvai la Phthiſie pulmonaire à ſon dernier degré ; il ne reſtoit plus d'eſpérance de guériſon. Je conſeillai à ſes amis de le déterminer à aller finir ſes jours chez ſes parens. Il partit vers la fin du même mois ; une extrême foibleſſe l'empêcha d'arriver à Angers, ſa patrie ; il fut obligé de s'arrêter dans une auberge, à deux lieues du Mans, où la fin de ſes jours accabla ſa famille & ſes amis de triſteſſe, & les couvrit de deuil.

Remarques

Remarques sur cette Obſervation.

Toutes les humeurs qui ſe ſéparent de la maſſe du ſang, deviennent étrangeres à ce fluide précieux, & ne ſe mêlent plus dans le concours de ſes parties ; le ſang lui-même ſe corrompt lorſqu'il eſt ſorti de ſes vaiſſeaux ; il ſe durcit lorſqu'il ſéjourne dans leurs calibres. Ces humeurs, en affectant certaines parties, y cauſent des dérangemens, des engorgemens, des douleurs, &c. Comme elles ſont alors étrangeres à la maſſe des liquides, elles reſtent iſolées dans le torrent de la circulation; les efforts de la nature les portent alors, & les dépoſent dans les parties, ou les viſceres, qui lui font le moins de réſiſtance. Si c'eſt dans le poumon, il en ſurvient des étouffemens, des morts ſubites, ou bien des inflammations ſuivies de ſuppurations le plus ſouvent funeſtes. Il eſt donc eſſentiel dans de pareilles circonſtances, de ſeconder la nature, & de favoriſer l'excrétion de ces humeurs par quelqu'une des voies qu'elle a adoptées, telles que celles des urines, des ſelles, de la tranſpiration. D'après ces connoiſſances, on aura lieu de ſe convaincre que toute métaſtaſe, toute répercuſſion d'humeurs étrangeres peuvent déterminer dans le poumon, des engorgemens, des irritations, & tous les ſymptômes qui font le caractere des Phthiſies pulmonaires. En faut-il davantage pour ſe convaincre du danger auquel on s'expoſe quand on fait uſage des prétendus ſecrets, ſouvent plus propres à rendre les maladies dangereuſes, qu'à en prévenir le danger dont elles menacent, ou qu'à les guérir ?

TREIZIEME OBSERVATION.

Sur une Phthiſie pulmonaire, occaſionnée par des tubercules, de l'eſpece de ceux qui ne ſont pas propres à ſuppurer.

M. l'Abbé Jacob, de l'Ordre de Malte, logé au Marais, au petit S. Antoine, rue du Roi de Sicile, fut pris vers la fin de l'été 1782, d'une toux ſeche très-fréquente & très-importune, qu'on prit pour un rhume; on traita le malade en conſéquence; on ſe trompa ſur le caractere de la maladie; c'étoit le commencement d'une Phthiſie pulmonaire, provenant de tubercules qui n'étoient pas de nature à ſuppurer. Le malade parvint en peu de tems à un tel point de dépériſſement, que ſes amis en conçurent les plus vives alarmes. On m'appella à ſon ſecours ; je fus d'abord effrayé de ſon état ; je ne pouvois qu'en porter un pronoſtic très-affligeant. Ce malade étoit d'une maigreur extraordinaire ; il avoit une fievre lente avec des exacerbations très-marquées ; il éprouvoit déja des ſueurs nocturnes colliquatives ; la reſpiration étoit courte & laborieuſe ; il n'expectoroit que quelques crachats lymphatiques, qu'il n'arrachoit qu'avec peine : à tous ces ſymptômes ſe joignoit un engorgement très-ſenſible vers la partie ſupérieure de la partie convexe du foie, vers le petit lobe de ce viſcere que je regardois comme une des principales cauſes de cette maladie.

Il eſt très-ſenſible que les principes de cette maladie conſiſtoit en des engorgemens des viſceres du bas-ventre & de la poitrine, & par conſéquent en un épaiſſiſſement d'une âcreté de la lymphe & des concrétions bilieuſes ; je mis d'abord le malade à l'uſage des décoctions de plantes apéritives & béchiques ; j'y ajoutai des extraits de plantes choiſies dans ces deux claſſes ; quelque tems après j'y joignis des minoratifs des plus doux. J'obtins par ces moyens réunis, des évacuations bilieuſes, qui, après quelques jours de leur uſage, amélioreręnt ſenſiblement l'état du malade. L'engorgement du foie ſe diſſipa par ces ſeuls moyens. La fievre étoit déja diminuée ; les ſueurs étoient moins copieuſes & le ſommeil moins laborieux. La reſpiration étoit cependant pénible, & la gêne ou le reſſerrement de la poitrine étoit encore conſidérable. Dans cet état, j'établis l'uſage des bouillons pectoraux, ſavonneux & apéritifs ; un opiat compoſé de gommes fondantes & déterſives.

A peine le malade eut-il fait uſage de ce remede pendant trois ſemaines, qu'il expectora deux tubercules crus, du caractere de ceux qui ne ſont pas de nature à ſuppurer. Comme il ne les rendoit qu'après une toux quinteuſe, je lui fis inſpirer la vapeur des plantes émollientes. L'expectoration en devint plus aiſée ; il rendit alors un nombre conſidérable de tubercules de la même nature. Tous les ſymptômes de la maladie diminuerent alors inſenſiblement ; & pour prévenir qu'il ne s'en formât de nouveaux, je le mis à l'uſage des eaux-bonnes du Béarn, coupées avec du petit-lait; qui ont concouru, avec des autres ſecours, à rétablir la ſanté de M. l'Abbé Jacob, dont il jouit ſans interruption.

Remarques ſur cette Obſervation.

Les tubercules qui ne ſont pas de nature à ſuppurer, ont pour principe des humeurs excrémentitielles, provenant d'une dépuration imparfaite du chyle, dans la ſubſtance des poumons. Les parties étrangeres de ce liquide, qui s'introduiſent dans les voies de la circulation, ne peuvent qu'altérer la lymphe, la rendre trop denſe & propre à former des obſtructions dans les viſceres du bas-ventre, & des tubercules au poumon. D'ailleurs les parties excrémentitielles qui reſtent dans les poumons, ne participent pas à la nature des liquides animaux; elles ne s'enflamment point, au lieu de cauſer des ſuppurations dans les vaiſſeaux de l'air où elles ſont deſtinées. Elles s'y condenſent par le contact de cet élément, & s'y durciſſent par la chaleur animale. C'eſt delà que proviennent les concrétions polypeuſes, qui n'ont point lieu lorſque les digeſtions ſont parfaites, & que le chyle eſt bien conditionné.

Cette maladie doit être conſidérée comme une Pulmonie ſeche. Ceux qui ont le malheur d'en être affligés, ſont pris des mêmes ſymptômes que ceux qu'a éprouvé M. l'Abbé Jacob. Il eſt très-ordinaire que ces malades expirent dans une entiere conſomption. M. l'Abbé Jacob avoit une fievre lente ; ce qui n'eſt pas ordinaire, excepté dans les derniers jours de cette maladie. Ce dangereux ſymptôme provenoit ſans doute des engorgemens bilieux du foie, & d'une extrême âcreté de la lymphe. Auſſi je ne conſidérai cette fievre que comme une fievre d'irritation.

REMARQUES APHORISTIQUES

Sur la nature, les causes, & la méthode curative de la Phthisie pulmonaire.

1°. LA Phthisie pulmonaire est essentielle ou symptomatique. La premiere dépend du tempérament des malades, d'une cacochymie héréditaire, communiquée par contagion, ou acquise par des abus, sans d'autre maladie caractérisée, ou vice local, d'où elle ait pu provenir.

2°. La Phthisie symptomatique survient toujours, directement ou indirectement, à la suite de quelque autre maladie, ou de quelque vice local, qui en font les causes éloignées.

3°. Les accidens qui occasionnent la Pulmonie symptomatique, sont des rhumes catarreux, longs & rebelles, lorsqu'ils sont négligés; les hémorragies ou hémophthisies considérables; & celles sur-tout qui proviennent d'une cacochymie, & généralement toutes les maladies aiguës ou chroniques qui n'ont pas été parfaitement jugées.

4°. Il eſt cependant des maladies qui cauſent la Pulmonie plus fréquemment que d'autres; telles ſont les aiguës contagieuſes, comme la petite-vérole, la rougeole, les éruptions miliaires, & d'autres éruptions, avec fievre, phlogoſe, inflammation, &c. quand leur guériſon n'a pas été parfaite.

5°. Tous les vices de la maſſe des liquides, principalement les contagieux, qui ſe fixent dans les poumons, par répercuſſion, métaſtaſe ou autrement; tels que le virus vénérien, le ſcrophuleux, le ſcorbutique, &c. ſont autant de ſources de Phthiſies dangereuſes.

6°. Les éruptions, principalement celles qui ſuppurent à la peau, les galeuſes, toutes les pſoriques & celles de tout autre genre, ſur-tout des habituelles, étant répercutées dans les poumons, y font de vives impreſſions ſelon leur nature, & cauſent des Phthiſies dont il eſt difficile d'obtenir la guériſon.

7°. La diminution ou la ſuppreſſion d'évacuations, naturelles ou contre nature, ſur-tout des habituelles dont l'humeur ſe porte à la poitrine, par métaſtaſe, répercuſſion ou autrement. Les écoulemens, ſur-tout par les parties de la génération des deux ſexes, & par les voies des vaiſſeaux hémorroïdaux, ſoit naturels, ſoit contre nature, étant dérangés, diminués ou ſupprimés, ſe portent par métaſtaſe dans la ſubſtance des poumons, y forment des engorgemens, des tubercules, ſources ordinaires de Pulmonies.

8°. Les loupes ou autres tumeurs, qui croiſſent par une fauſſe végétation, étant opérées, ſupprimées, ou qui ſe diſſipent par déliteſcence, donnent ſouvent lieu à la Phthiſie pulmonaire, parce que l'humeur qui les formoit, étant dévoyée, ſe porte ordinairement dans les poumons, y cauſe des tubercules phthiſiques, &c.

9°. On diviſe la Phthiſie pulmonaire en trois degrés différens : le premier commence par une toux ſeche, qui dans quelque tems devient humide, & finit par la ſuppuration ; le ſecond commence à cette derniere époque, & finit aux premiers ſignes de colliquation, qui ſont indiqués par le maraſme, des ſueurs nocturnes, des diarrhées putrides, la chute des cheveux, &c.

10°. Au premier degré, la Phthiſie eſt ordinairement ſuſceptible de guériſon; au ſecond, la guérifon en eft difficile ; au troifieme, elle eft comme impoffible ; cependant on a vu guérir des malades dans cet état déplorable.

11°. Au premier degré de la Phthifie, qu'elle foit effentielle ou fymptomatique, il faut s'occuper principalement des moyens propres à remédier aux caufes qui l'ont occafionnée ; ce n'eft que par des fecours propres à diffiper ces caufes, que l'on peut efpérer d'en obtenir la guérifon. On a égard, en même tems, aux différens fymptômes ; on les modere par les fecours de l'art, afin qu'ils ne rendent pas la maladie plus grave par leur violence.

12°. Au fecond degré, fans négliger la caufe qui a ourdi la trame de cette maladie, on doit avoir l'attention de faciliter l'expectoration, de calmer la violence de la toux, de prévenir ou de modérer les infomnies, de déterger les ulceres & de les cicatrifer. On doit en même tems faire ufage des fecours propres à garantir le fang de la contagion du pus des ulceres, dont une partie eft toujours réforbée par les pores abforbans, & répandue dans la maffe des liquides.

13°. Au troifieme degré, on doit employer

les mêmes moyens curatifs qu'au ſecond ; & d'ailleurs il faut faire, ſans relâche, des eſſais pour prévenir la colliquation, & pour garantir la maſſe du ſang d'une entiere diſſolution. Je reprends tous ces moyens ; je ne ferai que les indiquer ; on les trouvera très en détail dans le traité de la Phthiſie pulmonaire.

14°. La cacochymie eſt une diſpoſition générale de la maſſe des liquides, à dégénérer & à ſe pervertir ; ce principe de dépravation, qu'il ſoit acquis ou héréditaire, met inſenſiblement le déſordre dans les fonctions animales, ſur-tout dans les ſucs gaſtriques & dans les organes des digeſtions, des ſecrétions, de la nutrition, &c. Les moyens les plus propres à remédier à ces accidens, ſont ceux qui raniment le ton des ſolides, ſans irritation, ſoutiennent leurs oſcillations dans l'ordre paiſible de la nature, & fourniſſent à la maſſe des ſolides, des ſubſtances propres à prévenir qu'elle ne dégénere. Tels ſont les infuſions, les décoctions, les ſucs, les bouillons des plantes ſavonneuſes, apéritives, toniques & légérement diaphorétiques. On joint à ces moyens, des cloportes, des écreviſſes, &c. & s'il s'eſt déja formé des obſtructions dans les viſceres, on peut faire uſage, une fois ou deux dans le jour, des bols compoſés d'extrait de chardons bénis, d'un ou deux grains d'aloès-ſocotrin, de deux grains d'antimoine cru, exactement porphyriſé, & de deux grains d'éthiops martial. Ces bols ſont également propres pour remédier à la cacochymie ſimple, à la ſcrophuleuſe & à la ſcorbutique. Dans le cas où les fibres des ſolides ne ſeroient pas trop irritables, on doit toujours en ménager les doſes ſelon les circonſtances & les différentes indications. On ajoute aux infuſions & aux ſucs des plantes anti-ſcorbutiques, choiſies parmi les plus douces, lorſqu'on ſoupçonne la Phthiſie pulmonaire produite par le ſcorbut.

15°. Cette maladie ne ſe communique, par contagion, que lorſque les ulceres ſont formés au ſecond degré; le pus alors, dont une partie s'exhale par la tranſpiration pulmonaire, ſe répand dans l'atmoſphere du malade, & la rend contagieuſe; cette pernicieuſe qualité de l'atmoſphere, devient de plus en plus dangereuſe, à meſure que le pus devient plus fétide, comme il l'eſt ordinairement, vers la fin du ſecond,

& dans tout le tems du troiſieme degré ; alors il ſe répand dans l'atmoſphere du malade, non-ſeulement par la tranſpiration pulmonaire, mais encore par la cutanée ; elle ſe communique également par les exhalaiſons des crachats & des autres excrémens. J'ai indiqué dans mon Ouvrage, ſur cette maladie, des moyens de ſe préſerver de ces pernicieuſes influences, & de remédier à leurs effets ; on peut y avoir recours, page 55 & 337.

16°. Les rhumes catarreux, longs & rebelles, épaiſſiſſent la lymphe, la figent dans ſes propres vaiſſeaux & dans les glandes des poumons ; ſa circulation étant ralentie ou ſupprimée, elle en acquiert une âcreté corroſive ; dans cet état, elle forme des tubercules ou des éroſions dans la ſubſtance des poumons. Les premiers viennent en ſuppuration ; il en eſt cependant qui ne ſuppurent jamais. Les éroſions forment des ulceres & des expectorations ſanguinolentes. On prévient les tubercules & les éroſions, en rétabliſſant la fluidité de la lymphe, & en corrigeant l'âcreté, par des décoctions de plantes émollientes, apéritives & diaphorétiques, & en modérant la toux, en procurant des nuits tranquilles par une diete végétale, & par des calmans ou des narcotiques légers, aux heures du ſommeil. Quelquefois les éroſions des vaiſſeaux pulmonaires cauſent des hémophthiſies conſidérables, & ſouvent alarmantes. Ces accidens ſont auſſi des ſuites ordinaires de la rupture des vaiſſeaux; s'ils ſont, dans ces derniers cas, ſuivis d'inflammation, il en ſurvient également des ſuppurations & des Phthiſies pulmonaires. Dans ces deux cas, ſi l'hémophthiſie eſt conſidérable, on a recours à la ſaignée du bras, que l'on réitere & ménage à proportion de la perte de ſang; on a recours, en même tems, à une diete très-ſévere; on ne doit ſe permettre que des boiſſons délayantes en abondance, & des émulſions légérement *narcotiſées*, toujours froides; on doit s'interdire la parole, la lecture & toutes ſortes d'exercices, ſur-tout ceux qui intéreſſent le jeu méchanique du thorax & des poumons: les paſſions de l'ame de quelque nature qu'elles ſoient, ne ſauroient qu'être pernicieuſes.

Il s'eſt introduit un uſage très-mal entendu pour arrêter les hémorragies, uſage plus propre à les augmenter, qu'à les modérer & les faire ceſſer ; c'eſt de ſe ſervir de remedes aſtringens : on emploie d'abord de la décoction de racine de grande conſoude, ou d'autres eſpeces qui ont les mêmes vertus choiſies dans le regne végétal. Ces remedes agiſſent principalement ſur les membranes de l'eſtomac, & l'action aſtringente qu'elles font ſur les diſtributions nerveuſes de ce viſcere, intéreſſent tout le ſyſtême vaſculeux, en y occaſionnant une aſtriction générale. Les fluides ſe portent toujours avec plus de vélocité & en plus grande abondance vers les endroits qui leur oppoſent le moins de réſiſtance ; un vaiſſeau ouvert, qu'il ſoit rongé ou rompu dans les poumons, oppoſera toujours moins de réſiſtance au torrent de la circulation, que tous les autres vaiſſeaux qui ſont fortifiés d'ailleurs par l'aſtriction qui leur eſt communiquée par des remedes aſtringens ; ces remedes ſont plus propres à favoriſer les hémorragies qu'à y remédier. S'ils paſſent avec leur propriété dans la maſſe des liquides, ils agiſſent également ſur tout le ſyſtême des ſolides, & produiſent des effets proportionnés aux différens degrés de leur vertu aſtringente, qu'ils n'ont pas entiérement perdue dans les voies des premieres digeſtions.

Lorſque les hémorragies continuent malgré l'uſage de ces ſubſtances végétales, on a recours à des aſtringens plus forts, tels que l'eau de Rabel, ou d'autres de la même qualité, pris dans le regne minéral. Les remedes de cette nature ne paſſent jamais dans le courant de la circulation ; ils exercent leur action aſtringente ſur les membranes de l'eſtomac, & des premieres voies qui répondent à tout le ſyſtême général des nerfs ; ils augmentent leur ton, & rendent plus active leur élaſticité, par le rapprochement des oſcillations de leurs fibres membraneuſes. Le ſang alors eſt forcé de s'échapper & de ſe répandre par l'ouverture du vaiſſeau. C'eſt ainſi que les aſtringens agiſſent directement ſur les ſolides, favoriſent & augmentent l'épanchement du ſang dans les hémorragies.

Les aſtringens, ſur-tout ceux que l'on prend parmi les minéraux, ne peuvent convenir dans les hémorragies, particuliérement dans celles des poumons, que lorſque les vaiſſeaux menacent de tomber dans l'atonie cauſée par l'épuiſement. Dans ces circonſtances, ils ſoutiennent le ton des membranes, les raniment, les relevent, & les

les levres de la plaie ſe rapprochent, ſe réuniſſent; l'ouverture du vaiſſeau s'efface, l'hémorragie ceſſe, & le malade guérit, à moins que l'inflammation des bords du vaiſſeau ouvert ne laiſſe après elle une ſuppuration : dans ce cas, la Phthiſie s'établit, & parcourt tous les degrés juſqu'au moment fatal, ſi l'on n'a pas le bonheur de la prévenir par des ſecours utiles.

On remédie aux Phthiſies qui ont pris leur cauſe des maladies aiguës & chroniques, qui n'ont pas été parfaitement guéries, en donnant des ſecours propres à remédier à ces cauſes, qui tiennent toujours de la nature de celles de la maladie primitive, à moins qu'elles n'aient dégénéré, en établiſſant par leurs progrès une cachexie qui ait pris un nouveau caractere : c'eſt alors, d'après cette derniere, qu'il convient principalement de placer les moyens de guérir.

17°. Les maladies aiguës contagieuſes ſont celles qui occaſionnent le plus ſouvent des Pulmonies; telles ſont la petite-vérole, la rougeole, les éruptions cutanées inflammatoires, &c. Les Pulmonies qui proviennent de quelqu'une de ces cauſes, exigent des ſaignées, ſurtout lorſque le pouls eſt fréquent & dur, la peau ſeche, la reſpiration gênée, la poitrine douloureuſe, &c. Il n'eſt pas moins eſſentiel d'avoir recours à des véſicatoires ou des cauteres, pour faire des diverſions néceſſaires à l'humeur qui s'eſt fixée dans les poumons, & qui détermine vers ce viſcere, par analogie, celles qui ſont de la même nature : on fait uſage en même tems de boiſſons délayantes, humectantes, &c.

Lorſque les ſymptômes ſont modérés, on rend la boiſſon légérement diaphorétique, en ajoutant aux infuſions des capillaires, tels que celui de Canada, le politric, la doradille, la ſcabieuſe, la véronique, la fleur de ſureau, &c.

On a auſſi recours alors à des apozemes laxatifs par les garde-robes, que l'on place ſelon les indications. On ne ſauroit, dans de telles circonſtances, trop multiplier les diverſions. Cependant elles doivent être ménagées avec prudence, crainte de faire violence à la nature, en diminuant ſes reſſources; & ce n'eſt que d'elles que dépend la guériſon des maladies; les ſecours ne doivent que la ſeconder en ſuivant ſes loix, & en donnant de l'énergie à ſes directions. On ſe ſert enſuite des moyens, pris d'après les indications qui ſe préſentent, dans les différens degrés de la Pulmonie..

18°. On guérit les Pulmonies qui proviennent d'un vice chronique de la maſſe des liquides, par les remedes qui ſont propres à remédier à ces vices, principalement quand on en fait uſage, au premier & au ſecond degré de la Pulmonie. Malgré ces ſecours, eſſentiellement néceſſaires au premier & au ſecond degré de cette maladie, on a recours en même tems, dans tous ces degrés, aux remedes propres aux différens ſymptômes qui les rendent plus ou moins dangereuſes ſelon leur violence & leur complication.

19°. Les ſecours les plus preſſans dans les Phthiſies occaſionnées par des éruptions chroniques à la peau, répercutées & portées dans les poumons par métaſtaſes, ſont les vomitifs employés dans le moment de la métaſtaſe, & immédiatement après des ſuppurations établies par des véſicatoires & des cauteres. On a recours à des purgatifs réitérés, à des diaphorétiques, des ſudorifiques de différentes eſpeces, ſelon le caractere de la maladie & les tempéramens des malades. On tente tous les moyens poſſibles pour rappeller à la peau des humeurs qui, étant figées dans la substance pulmonaire, la menacent d'érosions & d'ulcérations funestes. Quand ce sont des Pulmonies occasionnées par une gale répercutée, on les guérit souvent en faisant coucher les malades avec les galeux, ou en leur faisant porter leur linge. Il en seroit de même des autres éruptions répercutées, si l'on pouvoit les ramener à la peau, & dans les parties qu'elles affectoient avant leur répercussion. On joint à ces secours ceux qui sont propres à modérer & à mitiger les symptômes de Pulmonie, à mesure qu'ils se développent dans ses différens degrés.

20°. La diminution ou suppression d'évacuations naturelles ou contre nature, sur-tout des habituelles, dont l'humeur de l'écoulement se porte à la poitrine, exigent les secours les plus pressans pour être rappellées dans leurs voies ordinaires; tels sont les secours périodiques du sexe, les flux hémorroïdaux, les lochies, les humeurs laiteuses, le pus des ulceres, de quelque nature qu'ils soient. On a d'abord recours aux saignées révulsives, aux vésicatoires, aux cauteres, aux évacuations par les garde-robes, les urines, la transpiration & les sueurs : il seroit trop prolixe de parcourir & de distinguer tous ces moyens ; on les trouvera très en détail dans le Traité de la Phthisie pulmonaire.

21°. On doit mettre au nombre de ces causes, les métastases des différentes humeurs, comprises dans l'article précédent ; celles des loupes & autres tumeurs qui croissent par une fausse végétation. Ordinairement, quand ces tumeurs sont opérées, ou qu'elles se dissipent par délitescence, l'humeur qui les faisoit végéter, étant isolée dans la masse des liquides, se fixe à la poitrine, & cause des Pulmonies funestes : on y remédie également par des diversions, des évacuations, &c.

Ce n'est pas assez que d'avoir indiqué les secours nécessaires dans chacune des espèces de la Phthisie pulmonaire ; il en est qui sont essentiels dans le second & dans le troisieme degré, qui conviennent à toutes, quelles qu'en soient les causes & les symptômes. Dans le second, dès que la suppuration est établie, & dans le troisieme, on ne doit pas perdre de vue de garantir la masse des liquides de la contagion du pus résorbé dans les vaisseaux pulmonaires.

Je fais uſage, à cet effet, d'un opiat composé de conſerve de roſes, de myrrhe, d'extrait de rhubarbe, de baume de Tolu, de camphre, de gomme adragan, d'oliban, & de quelques grains d'extrait d'opium réduits en conſiſtance d'opiat, avec ſuffiſante quantité de ſirop de marrube.

Pour ce qui eſt de la colliquation des liquides, je n'ai trouvé rien de plus convenable que la décoction de caſcarille : elle m'a ſouvent réuſſi quand je l'ai fait prendre à des doſes modérées; mais elle pourroit être nuiſible par ſon extrême aſtriction, ſi on la donnoit à des doſes trop fortes; & on ſupprimeroit alors ces évacuations, tant par les ſelles & les ſueurs, que par les urines. On agit toujours avec plus de ſûreté lorſque ces évacuations manifeſtent la cauſe qui les produit, de ſe ſervir de toniques légérement aſtringens, tels que le cachou brut en décoction, en guiſe de café, ou en ſubſtance. Je me ſuis ſervi utilement du cachou, du ſang-de-dragon, & de la caſcarille en opiat. J'y joins ordinairement de l'extrait de cochléaria, parce que toutes les Phthiſies, lorſqu'elles ſont dans leur plus grand progrès, participent à une diſſolution ſcorbutique. J'ai augmenté la dose de la cascarille, si la colliquation paroissoit faire des progrès. Je suis d'ailleurs dans l'usage d'édulcorer toutes les boissons dans le second & troisieme degré de Pulmonie, avec un sirop détersif, vulnéraire, antiseptique & antiscorbutique, composé de plantes choisies dans ces différentes classes. J'y joins de la myrrhe, de la gomme arabique, & du sucre rosat.

FIN.

APPROBATION.

J'AI lu, par ordre de Monseigneur le Garde des Sceaux, un Manuscrit, intitulé : *Suite du Traité de la Phthisie pulmonaire, par M. Raulin.* Les nouvelles observations pratiques, dont l'Auteur continue d'enrichir son Ouvrage, le rendront de plus en plus utile aux malades. A Paris, ce 12 Avril 1784. *Signé*, MISSA.

DE L'IMPRIMERIE DE VALADE.

www.ingramcontent.com/pod-product-compliance
Ingram Content Group UK Ltd.
Pitfield, Milton Keynes, MK11 3LW, UK
UKHW020335180726
13839UKWH00002B/719